Oswald Heer

Ueber Fibrocysten des Uterus

Oswald Heer

Ueber Fibrocysten des Uterus

ISBN/EAN: 9783744627382

Hergestellt in Europa, USA, Kanada, Australien, Japan

Cover: Foto ©berggeist007 / pixelio.de

Weitere Bücher finden Sie auf **www.hansebooks.com**

Ueber

Fibrocysten des Uterus.

Von

Dr. **Oswald Heer,**

Assistenzarzt der geburtshülflich-gynækologischen Klinik in Zürich.

Zürich,
Druck von Zürcher und Furrer.
1874.

Seinem

hochverehrten Lehrer

Herrn Prof. Dr. Frankenhäuser

in Liebe und Dankbarkeit

gewidmet

vom Verfasser.

Unter den Metamorphosen, welche die Fibroïde des Uterus eingehen können, ist sowohl in diagnostischer als in therapeutischer Beziehung die cystische Degeneration die interessanteste und praktisch wichtigste. Da ich selbst Gelegenheit hatte, 2 Fälle von solchen Tumoren zu beobachten, dachte ich, dass eine Dissertation über diese Erkrankung nicht ohne Interesse sein dürfte. Weil meine Muttersprache nicht die deutsche ist, wird der Styl dieser Arbeit wohl manchen Leser etwas eigenthümlich dünken, ich bitte desshalb um gütige Nachsicht.

Herr Prof. Frankenhäuser hatte die Güte, mich mit seinem Rath, seiner reichhaltigen Bibliothek, sowie mit einigen noch nicht publicirten Fällen aus seiner Privatpraxis zu unterstützen.

Sehr gerne benütze ich diese Gelegenheit, um meinem hochverehrten Lehrer den herzlichsten Dank auszusprechen für seine vielfachen Belehrungen bei dieser Arbeit, sowie für das freundliche Entgegenkommen, welches er mir stets erwiesen, seitdem ich das Glück habe, unter seiner Leitung zu stehen.

Inhaltsverzeichniss.

I. Historisches.

Erst seit Ende des vorigen Jahrhunderts, also verhältnissmässig sehr spät, ist man mit Höhlenbildungen in Myo-
fibromen bekannt, was nachweislich damit in Zusammenhang steht, dass man sie so leicht für mit dem Uterus
verwachsene Ovarialtumoren hielt. Diese fibrocystischen
Geschwulste des Uterus wurden zunächst als pathologische Curiosa betrachtet und gesammelt, den meisten
Aerzten blieben sie als Raritäten unbekannt; praktisch
wichtig wurden dieselben erst dadurch, dass sie in einzelnen Fällen ein Geburtshinderniss abgaben. In neuerer
Zeit aber haben sie eine grosse Bedeutung gewonnen,
weil sie so leicht mit Ovariencysten verwechselt werden,
was seit der häufigeren Ausübung der Ovariotomie sehr
in Betracht kommt. Sie werden seit der Zeit auch öfter
ein Gegenstand von Publicationen. Aber auch an und
für sich bieten sie mannigfaches Interesse, seitdem man
weiss, dass sie gar nicht so sehr selten vorkommen, dass
sie ganz ähnliche Gefahren wie die Ovarientumoren erzeugen, und eine ähnliche Behandlung erfordern. Dieses
Interesse wird wohl noch dadurch erhöht, dass man über

1

die Histologie, die Lebensgeschichte, die Lebensbedingungen dieser Bildungen nur sehr Lückenhaftes weiss. Man beobachtete diese Höhlenbildung sowohl bei intrauterinen als interstitiellen und subserösen Geschwulsten.

So viel wir finden konnten, ist wohl als der älteste Fall der aus der Sammlung von John Hunter anzusehen, welcher sich in derselben, als sie im Jahre 1793 dem College of Surgeons übergeben wurde, vorfand. (Nr. 17). Wie Lee[1]) berichtet, findet sich in einer fibrösen Geschwulst eine Höhle mit glatten Wandungen; über den Inhalt dieser Höhle wird keine nähere Angabe gemacht. Dann haben wir weiter einen Fall von Sewall[2]) aus dem Jahre 1815 aufgefunden, wo sich, in einem interstitiellen gewaltigen Fibroïd, bei einer 20jährigen Frau, zwei Höhlen zeigten, deren eine fast 10 Pfund Flüssigkeit enthielt.

Später wurden nach einer Notiz von Lee, welcher das Jahr nicht angibt, von Saviard, Boudon, Dubois ebenfalls Höhlenbildungen in Myomen beobachtet. Richeraud und Cloquet entfernten im Jahre 1823 im Hospital St. Louis eine intrauterine Geschwulst in deren Centrum man eine Höhle fand; ob sie Flüssigkeit enthielt, wird auch nicht gesagt. Auch Dupuytren[3]) hat ähnliche Fälle gesehen. In allen diesen Geschwülsten waren die Höhlen nicht sehr ausgedehnt, und erschienen,

---

[1]) Geschwülste der Gebärmutter. pag. 15. Berlin 1847.

[2]) Meissner. Forschungen über Frauenkrankheiten. Leipzig 1826. pag. 311.

[3]) Schmidt's Jahrbücher, Band II. pag. 88.

der festen Gewebsmasse gegenüber, als eine nebensächliche Bildung.

Während die genannten Fälle kaum eine genügende anatomische Beschreibung erfuhren, weil ein pathologisch-anatomisches Interesse bei der Publication fehlte, gewannen die Cystenbildungen in Geschwülsten dasselbe erst dadurch, dass man jetzt Höhlungen von sehr bedeutenden Dimensionen kennen lernte, denen gegenüber das feste Gewebe zurücktrat, so dass man weniger von einer soliden Geschwulst, als von einer Cyste reden konnte.

Als nächste uns bekannte Fälle müssen wir die von Cruveilhier[1]) erwähnen, welche vor dem Jahre 1835 beobachtet wurden. Er beschreibt cystöse Räume bei interstitiellen und subperitonealen Fibroïden. Der erste Fall betrifft eine Cyste mit beträchtlich dicken fibrösen Wandungen, welche sich aus einem Fibroïd des Grundes der Gebärmutter entwickelte:

»De la cavité du col utérin, on arrivait sans intermédiaire dans la cavité du corps de l'utérus, dont les parois épaissies, vasculaires, hypertrophiées comme dans la grossesse, contenaient plusieurs tumeurs fibreuses d'inégal volume qui se séparaient par une veritable énucléation. — La tumeur fibreuse principale qui occupe le fond de l'utérus, est développée dans l'épaisseur de cet organe; elle lui adhère par des liens celluleux faciles à déchirer. Un kyste séreux considérable prolongeait en

---

[1]) Cruveilhier. Anatomie pathologique. Livre XIII. Pl. 4.

haut cette tumeur, dont il quadruplait le volume.
Ce kyste semblait formé dans l'épaisseur de la tumeur
fibreuse dont la substance ou trame était à nu dans
l'intérieur du kyste. Les parois de ce kyste étaient
formées de deux feuillets, l'un intérieur, mince, d'appa-
rence séreuse, l'autre extérieur fibreux, très-dense, se
continuant avec le tissu propre de l'utérus, dont il était
peut-être une dégénération.«

Ein zweiter, hieher gehöriger Fall, der vielleicht als
ein Anfangsstadium der Cystenbildung betrachtet werden
kann, wird auch von Cruveilhier erwähnt. Bei einem
interstitiellen Myom finden sich zwar nicht ausgesprochene
Höhlen, aber wohl mit Flüssigkeit gefüllte Maschen, die
nahe an einander liegen, und die Möglichkeit des Zu-
sammenfliessens zeigen:

»La cavité utérine était exactement remplie par la
tumeur, qui est développée dans l'épaisseur de la paroi
antérieure, et qui soulève une couche assez épaisse de
cette paroi. On y voit çà et là des cavités, des espèces
de géodes remplies de sérosité; elle est traversée par des
vaisseaux veineux très-considérables remplis de sang con-
cret. Cette tumeur était rámollie, les petites masses dont
l'agglomération constitue les tumeurs fibreuses, étaient
disjointes, et la sérosité remplissait leurs intervalles.«

Von diesen Fällen gibt Cruveilhier sehr gute Ab-
bildungen. [1])

Der dritte Fall, von Barth [2]) beschrieben, fand sich

---

[1]) Anatomie Pathologique. Livre XIII. Pl. 6.
[2]) Anatomie Pathologique. T. III.

an einem nicht hypertrophirten Uterus. Hier ging der
cystöse tumor von der vorderen Fläche aus und war
etwa Mannskopf gross. Seine Höhle, im Centrum gele-
gen, enthielt drei Liter einer citronengelblichen Flüssigkeit.

Durch Cruveilhier's Werk damit bekannt geworden, wurden derartige Geschwülste von den Frauenärzten seitdem
mehr berücksichtigt. So theilt schon A s h w e l l [1]) ausführlich einen Fall von einer Uterusgeschwulst mit, die 25 Pf.
wog, und in deren Innern sich mehrfache Cysten gebildet
hatten. Die Geschwulst nahm schliesslich rapid zu. Die
Originalpublication war uns nicht zugänglich, so dass
wir kein Urtheil über den Fall haben. In seinem Buch
über Frauenkrankheiten [2]) beschreibt Ashwell zwar eine
ähnliche Geschwulst, von der es uns wahrscheinlicher
ist, dass es sich um ein Sarcom oder Carcinom handelt,
da er, wie leicht nachzuweisen, Fibroïde und Carcinome
mit einander verwechselt. Ob diese zwei Fälle aber
wirklich in einem Zusammenhange mit einander stehen,
sind wir sicher zu entscheiden nicht im Stande.

1841 beschrieb S i e g m u n d [3]) wieder einen Fall, wo die
Höhlenbildung gegen der Geschwulstmasse sehr zurücktritt und nur insofern interessant ist, als sich eine, wenn
auch sehr kleine hæmatocystische Höhle in dem Stiele
an der Basis der Geschwulst gebildet hatte. Die fibroïde
Geschwulst sass dem Grunde der Gebärmutter auf.

---

[1]) Guy's Hospital Reports. Nr. IV. 1837.
[2]) Leipzig 1854. Pag. 243.
[3]) Oesterr. med. Wochenschrift 1841. Nr. 9.

1844 beschreibt Barnetche[1]) einen Fall von Dystokie: die Mutter starb drei Tage nach der Geburt; bei der Section entdeckte man, dass das Geburtshinderniss durch drei Geschwülste veranlasst wurde; die grösste derselben übertraf den Kopf eines sechsmonatlichen Kindes. Beim Einschneiden dieser Geschwulst, drang das Messer in eine beträchtliche Höhle, aus der eine ziemliche Menge einer seröseitrigen Flüssigkeit sich ergoss. Uebrigens hatten diese Geschwülste alle Charaktere der Fibroïde.

Fast alle bisher berührten Fälle sind, mit Ausnahme der Cruveilhier'schen, entweder unbekannt, oder nur wenig bekannt. Von dem Jahre 1846 an aber, in welchem Kiwisch[2]) ausführlich einen Fall beschrieb, welcher gewöhnlich als der erste angegeben wird, ist man aufmerksamer auf diese Neoplasmen geworden, und hat sich, wenigstens bei Sectionen, vor Verwechselung oder Uebersehen derselben gehütet:

»Als seltenste, bis jetzt wenig bekannte Erscheinung, kommt die Bildung von Cysten in Uterusfibroïden und zwar manchmal in kolossaler Grösse vor .... Bei einer 46 Jahre alten, im April 1846 an Peritonitis Verstorbenen war der Leib fast zu dem doppelten Umfange einer Hochschwangeren ausgedehnt. Diese Ausdehnung wurde durch eine Geschwulst verursacht, welche von dem mitt-

---

[1]) Journal de médecine de Bordeaux. Septembre 1844.

[2]) Klinische Vorträge über spezielle Pathologie und Therapie der Krankheiten des weiblichen Geschlechtes. III. Auflage. Band I. pag. 425.

leren Theile der hinteren Gebärmutterwand ausgehend, sich nach abwärts bis auf den Beckenboden erstreckte, und sämmtliche Beckenräume ausfüllte, nach aufwärts bis unter den Schwertknorpel reichte und nach ihrer Entfernung aus dem Unterleibe gegen 40 Pfund wog. Der in der Bauchhöhle befindliche Theil bestand fast gänzlich aus Cysten, welche den gewöhnlichen Ovarialcysten ganz ähnlich und mit klumpigen fibrinösen Exsudaten gefüllt waren. Die grösste derselben hatte den Umfang zweier Mannsköpfe. Die Basis der Geschwulst bildete ein kopfgrosses schlaffes Fibroïd, welches mit Uterussubstanz umhüllt, und gleichzeitig mit der hinteren Wand der Vagina vereint war. Zu bemerken ist noch, dass die Cysten einige Male im Leben durch Punction entleert wurden.«

Alle diese Fälle waren aber eigentlich mehr zufällige Funde, die bisher nur ein pathologisch-anatomisches Interesse boten. Erst durch diese letzteren Fälle wurden die Cysten des Uterus etwas allgemeiner bekannt; vor allem aber, wie schon eingangs erwähnt, desshalb, weil von dieser Zeit an, die häufig ausgeführten Ovariotomien Gelegenheit zu unangenehmen Verwechselungen dieser Geschwulstform mit Ovarientumoren boten.

Im Jahre 1844 operirte Lane [1]) einen, allerdings erst später (1848) publicirten Fall, den man für eine Ovariencyste hielt; es stellte sich aber heraus, dass man es

_____

[1]) In Clay's Tabellen und Dutoit: Die Ovariotomie in England, Deutschland und Frankreich. pag. 220.

mit einer einfachen Cyste zu thun hatte, die mit breiter Basis dem Uterus aufsass; sie wurde unterbunden und theilweise excidirt. Ein günstiger Ausgang war der Erfolg.

Atlee [1]), fand am 13. Oktober 1849, bei einer Gastrotomie, statt eines Ovarial-Tumors eine fibröse Geschwulst des Uterus mit grossen Cysten; er unterbrach die Operation und schloss die Bauchwunde wieder. Die Patientin genas ebenfalls.

Hewett [2]) punctirte 1850 mit tödtlichem Ausgang einen Tumor, der die Erscheinungen eines Hydrops ovarii darbot; es entleerte sich eine grosse Menge einer dicken röthlichen Flüssigkeit. Bei der Section fand man eine Geschwulst, die mit einem dicken Stiele der rechten Seite des Gebärmuttergrundes aufsass und viele Cysten enthielt.

Carl Mayer [3]) punctirte 1851, während einer Geburt, eine kindskopfgrosse Geschwulst, welche von der ganzen hintern Wand der Gebärmutter ausgieng. Die Geburt wurde dann zu Ende geführt; die Frau starb. Aehnliche Fälle wurden nach Lehmann [4]) von Morlanne und Jackson beobachtet. Von Zeller und Anderson wurde eine spontane Berstung constatirt.

Schuh [5]) punctirte (in welchem Jahre ist nicht ge-

---

[1]) Dutoit loc cit. pag. 222.

[2]) London med. Journ. July 1850.

[3]) Verhandlungen der Gesellschaft für Geburtshülfe in Berlin. 1851. pag. 89.

[4]) Lehmann. Schmidt's Jahrbücher. Band 85. p. 58 und 63.

[5]) Ueber die Erkenntniss der Pseudoplasmen. Wien 1851. pag. 165.

sagt) eine mehrere Cysten enthaltende mit einem ziemlich dünnen Stiel, von der linken Seite des Uterus ausgehende Geschwulst mit tödtlichem Ausgang; dann noch einmal eine andere kolossale fibröse Geschwulst, (Uterus 8″ lang, seine Wandungen 1″ dick, Höhle 8‴ weit), welche von der vorderen Wand in der Nähe des Grundes abging, mehrere Höhlen zeigte, von denen eine 15″ hoch, 19″ breit, und deren Wände über 1‴ dick waren; es bestand ein anderer nur mannskopf-grosser Sack.

1853 [1]) wurde in Bern eine Frau behandelt, die eine sehr grosse Abdominalgeschwulst zeigte, sie starb unoperirt. Die Section ergab, dass die Geschwulst von der Gebärmutter ausging, welche selbst 4″ 1‴ lang war; sie sass rechts am fundus uteri und enthielt mehrere Cysten.

1854 machte T r o s t e n b u r g die Punction einer Abdominalcyste, die Kranke starb; die Section ergab, dass die Geschwulst vom fundus uteri ausgieng und ganz frei in die Bauchhöhle ragte, sie war 48 centimeter lang, 35 centimeter breit, und wog 20 Pfund. Sie enthielt Cysten von der Grösse einer Flintenkugel bis einer Kastanie; ob die grosse Menge Flüssigkeit, welche die Punction entleerte (50 Pfund) aus der Geschwulst oder aus der Bauchhöhle kam, ist aus dem Sectionsbericht nicht mit Sicherheit zu erschliessen.

T a r n i e r [2]) publicirte im Jahre 1860 einen Fall,

---

[1]) Schmidt's Jahrbücher. Band 89. pag. 67. Trostenburg und Theile.

[2]) Des cas dans lesquels l'extraction du fœtus est nécessaire.

welcher von B l o t beobachtet wurde. Nach einer sehr
schweren Entbindung starb eine Frau an Peritonitis;
man fand drei fibröse Geschwülste des Uterus; die grösste
derselben war gestielt und ging von der hintern Wand
der Gebärmutter aus, das Centrum des Tumors war er-
weicht und enthielt eine grauliche Flüssigkeit.

Im Mai 1860 fand B a k e r B r o w n anstatt einer
Ovarialcyste einen fibrocystischen Tumor mit starken Ad-
hærenzen, bei deren Lösung der Tumor zerriss und zwei
Liter Flüssigkeit ausflossen, der Tumor selbst erwies sich
als ein uteriner fibrocystischer; es wurde bloss ein Stück
der Cyste excidirt, die Bauchwunde geschlossen, die Frau
starb an Erysipel und Phlegmone 24 Tage nach der
Operation.

B a k e r B r o w n [1] operirte weiter einen Fall am
5. Juni 1860, indem er Incisionen in einen fibrocystischen Tumor von der Scheide aus machte. Derselbe
ragte in die Uterinhöhle hinein; wieviel Flüssigkeit ausfloss, ist nicht gesagt. Der ganze Fall ist überhaupt
ziemlich schlecht beschrieben.

T a n n e r [2] behandelte seit dem Jahre 1855 eine
Kranke, die an sehr heftigen Uterinblutungen litt, und
einen scheinbar soliden Tumor im Abdomen hatte, von
dem angenommen wurde, dass er entweder vom Uterus

Paris 1860. Vergl. man auch Cazeaux. Traité de l'art des accou-
chements. IX. Auflage. pag. 745.

[1] Obstretical Transac. III. pag. 69 und Medical Times and
Gazette 1861. I. pag. 290.

[2] Obstretical Transact. III. pag. 11, dabei eine Abbildung.

oder von den Ovarien ausgehe. Die Patientin starb im
Dezember 1860. Die Autopsie ergab 2 Cysten, die vom
Grunde der Gebärmutter sich aufwärts erstreckten, die
eine Cyste enthielt eine halbe Pinte einer Urin ähnlichen Flüssigkeit, die andere 2 Unzen Serum. Ausserdem fand sich in dem Uterus noch ein Fibroïd.

Am 19. Mai 1862 wurde, nach H e c k e r 's [1] Mit-
theilung, eine 33 Jahre alte Frau mit der Zange ent-
bunden, die bisher kinderlos gewesen war; im Wochenbett
erfolgte Blutung und Peritonitis, der Tod am 6. Tage.
Mehrere, schon vor der Geburt diagnosticirte Fibroïde
fanden sich. Daneben ein grosser, an der rechten Seite
gelegener, flüssigen Inhalt enthaltender Tumor. Beim
Einschneiden desselben floss eine roth-braune, mässig
consistente, aus sangninolentem Gewebsdetritus bestehende Flüssigkeit aus. Die dicken Wände zeigten fib-
röses Gewebe, von denen Gefässe und Balken in das
Innere des Erweichungsheerdes sich fortsetzten.

Im gleichen Jahre entfernte F l e t c h e r [2] in Li-
verpool, zum ersten Male vollständig, eine Geschwulst,
die er für einen Ovarientumor genommen, die sich aber
als ein Uterintumor mit unzähligen kleinen Cysten erwies.
Er entsprang mit einer 2 Thaler grossen Basis von der
hinteren Fläche des Uterus. Fletcher trennte den Stiel
mit dem Ecraseur, unterband einige Gefässe mit Eisen-
drath, die Ligaturen wurden kurz abgeschnitten, die
Wunde ganz geschlossen, die Operirte genas.

[1] Klinik der Geburtskunde. II pag. 126.
[2] Medical Times and Gazette 1862. I. pag. 679.

Am 11. December 1862 operirte B a k e r B r o w n [1])
eine 36 Jahre alte Frau durch die Gastrotomie, nachdem
er vorher eine Punction gemacht und zwei Liter einer
bräunlichen Flüssigkeit entleert hatte. Er glaubte einen
multiloculären Ovarientumor vor sich zu haben, fand
aber eine Uteringeschwulst mit vielen Adhæsionen ; er
punctirte zwei Höhlen, aus welchen ungefähr ein Liter
einer gelben Flüssigkeit ausfloss. Die Bauchwunde wurde
dann geschlossen, der Tumor vergrösserte sich aber sehr
rapid, die Frau starb am 26. Tag au Pyæmie.

K r a k o w i z e r [2]) publicirt weiter im Jahr 1862
einen Fall von Cystofibroïd der Gebärmutter im American med. Times der uns nicht zugänglich war.

In der pathologischen Anatomie von A l b e r s [3])
und in seinem Atlas, von welchem Band IV im Jahre
1862 herausgegeben wurde, finden sich mehrere Abbil-
dungen von Fibroïden, die mit Cysten combinirt sind.
So auf Taf. 70, fig. 8, 9, 11 ; dann Taf. 87. Auch Albers findet, dass oft die eine Hälfte der Geschwulst aus
fester Fasermasse, die andere aus Cysten besteht ; er
beobachtete auch gleichzeitig Fibroïde und Cysten in
demselben Uterus als getrennte Geschwülste. Tumoren
von bedeutender Grösse scheint er nicht gesehen zu
haben ; im Gegentheil glaubt er, dass bei Umwandlung
der Geschwulst in Cysten das Wachsthum sistirt wird.

---

[1]) Transactions of the Pathological Society. Vol. XIV. pag 199.

[2]) Schmidt's Jahrbücher. Band 115. pag. 371.

[3]) Erläuterungen zu dem Atlasse der pathol. Anatomie für
praktische Aerzte. 4. Abtheilung. Bonn 1862. pag 274.

Da wir eben ein pathologisch - anatomisches Buch citirten, möchten wir gleichzeitig erwähnen, dass auch in den verschiedenen *Bulletins de la Société anatomique* sich noch mehrere Fälle ven Uteruscysten beschrieben finden. Wir konnten leider dieses Werk nicht zur Einsicht bekommen, fanden aber in der ausgezeichneten Arbeit von S c h m i e d t [1] zu Meerana alle diese Fälle, wenn auch nur kurz beschrieben. So wurden von R o - t u r e a u [2], R i e u x [3], R o s t a n [4], B l i n [5] und I c e r y [6] fibrocystische Geschwülste des Uterus beobachtet.

Im Jahre 1863 wurden durch die Gastrotomie fünf fibröse Cysten exstirpirt, sämmtlich mit tödtlichem Erfolge.

Der erste von S p e n c e r W e l l s [7] operirte Fall war eine Art Kaiserschnitt. Die Operation wurde bei einem interstitiellen uterinen Tumor ausgeführt, welcher unvollkommene Cysten und Höhlen enthielt, aus denen 1 bis 2 Pinten seröser Flüssigkeit entleert wurden. Spencer Wells schnitt, nachdem er den Leib wie bei

---

[1] Beiträge zur Lehre von den fibrösen Geschwülsten des Uterus. Schmidt's Jahrbücher 129. pag. 235.

[2] Bulletin de la Société anatomique XV und XVII.

[3]   „   „   „   XXIV.

[4]   „   „   „   XXVII.

[5]   „   „   „   XXVIII.

[6]   „   „   „   XXVIII.

[7] Die Krankheiten der Ovarien, übersetzt von Küchenmeister. Band I. pag. 355.

der Ovariotomie geöffnet hatte, die Uteruswand durch,
und löste den Tumor mit der Hand von seinen Verbindungen. Der Uterus contrahirte sich sofort, die Kranke
starb 4 Stunden nach der Operation.

Der zweite Fall von H a k e s[1]) betraf eine gestielte
Cyste, die Frau starb 33 Stunden nach der Operation.
Spencer Wells[2]) operirte am 30. April 1863 wieder
einen fibrocystischen Tumor, der von der rechten Seite
des fundus uteri ausgieng und gestielt war, die Kranke
starb unmittelbar nach der Operation.

Semmelweiss[3]) operirte am 22. Juni einen Fall,
der ebenfalls lethal endete, die Geschwulst war multi-
loculär und etwa Mannskopf gross, sie sass mit breiter
Basis dem Uterus auf.

Endlich operirte Kœberlé am 19. December 1863
einen derartigen Fall, ein grosser Theil des Uterus wurde
mit der Geschwulst exstirpirt.

In demselben Jahr giebt in der geburtshülflichen
Gesellschaft Groethuysen[5]) noch über einen Fall von
cystoïder Geschwulst Nachricht, den auch Virchow als
solchen in seiner Geschwulstlehre (pag. 199) heranzieht.
Es geht daraus zwar nicht ganz klar hervor, wie der
Zusammenhang der Geschwulst mit dem Uterus war,

---

[1]) British med. Journal 1863. pag. 225.
[2]) Loc. cit. pag. 348.
[3]) Dutoit, loc. cit. pag. 212.
[4]) Gazette hebdomadaire de médecine et de chirurgie 1869.
pag. 165.
[5]) Monatsschrift für Geburtskunde. Band XXI. pag. 243.

doch scheint es sich wirklich um eine Uterusgeschwulst gehandelt zu haben, die punctirt wurde; die Frau starb. Die Section ergab erst die Diagnose.

Im Jahr 1864 operirte Wells[1]) zum dritten Mal einen derartigen Fall, wobei sich 2 Tumoren fanden, die sich unmittelbar an einander legten, und an der Basis durch eine grosse fibröse Säule verbunden waren; der linke Tumor, der von der fibrösen Masse abgieng, wurde exstirpirt, der andere blieb sitzen, die Kranke starb 3 Stunden nach Beginn der Operation.

Storer[2]) in Boston operirte am 23. September 1865 einen Fall mit Glück, in dem er nicht bloss die Ge-Geschwülste, sondern auch den Uterus und beide Ovarien entfernte. Die entfernte Masse bestand aus etwa 40 Geschwülsten, deren einige fluctnirten und etwa 13 Pfund Flüssigkeit enthielten. Was entfernt worden war, wurde erst nach der Operation gesehen.

Im selben Jahre, am 16. November, operirte Routh[3]) eine Geschwulst, über deren Natur die Meinungen von verschiedenen Gynäkologen (Savage, Rogers, Greenbalgh, Fergusson) getheilt waren, die aber von den meisten als ein Ovarial-Tumor betrachtet wurde. Die Operation musste aufgegeben werden, die Frau starb am folgenden Tage und bei der Section zeigte es sich, dass mehrere

---

[1]) Loc. cit. pag. 350.
[2]) American Journal of medical sciences 1866.
Und Schmidt's Jahrbücher 137. pag. 184.
[3]) Obstetrical Trans. VIII. pag. 11.
Und Schmidt's Jahrbücher 138. pag. 186.

Fibrocysten von den Wänden des Uterus ausgiengen, denen sie ungestielt aufsassen und zum Theil eingelagert waren.

Am 8. Mai 1866 entfernte Gillespie[1]) einen Tumor, welcher 29 Pfund wog, aus dem fundus uteri entsprang, und nebst fibrösem Gewebe auch klares Serum enthielt. Die Frau starb 2 Tage nachher an Peritonitis.

Im gleichen Jahre versuchte Isaac Browne[2]) ein Cystoïd des Uterus zu entfernen, die Adhæsionen des Tumors mit Rectum und fascia iliaca waren aber so bedeutend, dass ihre Trennung unmöglich schien. Die Wunde wurde desshalb geschlossen, und die Frau starb am nächsten Morgen. Die Autopsie bestätigte den Befund.

Demarquay[3]) operirte am 10. Juni 1868 eine Uterincyste, die mit breiter Basis vom fundus ausgieng, 9 Kilogrammes wog, und eine citrongelbe Flüssigkeit enthielt; es entstand eine beträchtliche Blutung und der Tod trat 36 Stunden nach der Operation ein.

In demselben Jahre wurde von Koeberlé[4]), zum ersten Mal mit Bestimmtheit, ein fibrocystöser Tumor diagnosticirt und operirt. Er wog 14,5 Kilogrammes, war mit dem Uterus verbunden, konnte aber doch von demselben getrennt werden und die Frau genass. Dieser Fall wurde 1869 publicirt; Kœberlé machte dazu einige Bemerkungen über die Diagnose und die Pathogenie solcher Geschwülste,

---

[1]) Monatsschrift für Geburtskunde 1867. Band 29. pag. 228.
[2]) Ibid. Band 32. p. 397.
[3]) Union médicale 1868. 113 et 115.
[4]) Gazette hebdomadaire 1869. p. 135.

konnte aber damals in der ganzen Literatur bloss 14
Fälle von fibrocystischen Geschwülsten auffinden.
Im Jahre 1868 publicirte weiter Peaslee[1]) eine
Arbeit über Cystengeschwülste der Gebärmutter. Er
beobachtete auch selbst einen derartigen Fall, vollzog
die Exstirpation der Geschwulst mit Erfolg, das Détail
kennen wir nur nach den Sims'schen Angaben und des-
halb ist uns das Jahr der Operation unbekannt geblieben.

1869 fand Neugebauer[3]) statt eines Ovarien-
tumors eine fibrocystische Geschwulst des Uterus mit
kleinen Höhlen; er exstirpirte sie mit sammt dem Gebär-
mutter-Grund mit tödtlichem Erfolg. Die unregelmässi-
gen Höhlen enthielten eine wässerige Flüssigkeit. Die
Geschwulst war sarcomatös degenerirt.

Seit 1869 werden häufiger Gastrotomien zur Entfernung von Fibrocysten des Uterus gemacht, und zwar
mit viel mehr Glück als früher; auch wird die Diagnose
in mehreren Fällen vor der Operation gestellt. So
machte Péan[4]) in Paris von 1869 bis 1871 vier Gastrotomien wegen Fibrocysten, wobei er 3 Heilungen und blos
einen Todesfall hatte; bemerkenswerth ist weiter, dass
er in 3 von diesen Fällen die Ovarien exstirpirte, 2

---

[1]) Med. and Surg. Reporter XVIII.
[2]) Marion Sims. Ueber Ovariotomie, deutsch von Beigel 1873.
pag. 44.
[3]) Scanzoni. Beiträge zur Geburtskunde und Gynækologie.
Band VI. 1869. pag. 125.
[4]) Péan et Urdy. Hystérotomie. De l'ablation partielle ou
totale de l'Utérus par la Gastrotomie. Paris 1873.

Mal nebst partieller, ein Mal nebst totaler Ablation des Uterus.

Weiter operirten Tapehorn[1]), Spencer Wells[2]) mit ungünstigem, Sims[3]), Hunter[4]), Bryant[5]) mit günstigem Erfolg.

Beatty[6]) beobachtete und diagnosticirte einen ähnlichen Fall. Die Patientin starb nach mehreren Punctionen an Peritonitis.

Im letzten Werk von Atlee[7]) sind mehrere Fälle von Fibrocysten angeführt, leider hatten wir diese Arbeit nicht zur Verfügung, und wir mussten uns begnügen, diese Fälle blos nach der Dissertation von Oscar Schröder[8]) kennen zu lernen; in dieser, unter Herrn Professor Gusserow geschriebenen Dissertation findet man nämlich nebst einem sehr gut beobachteten Falle von intrauteriner Fibrocyste eine Tabelle, in der 31 Fälle von Fibrocysten des Uterus aufgeführt sind.

Ausserdem fanden wir in der Litteratur theils eine gewisse Anzahl Abhandlungen über das Thema unserer Dissertation, theils einzelne Fälle in gynäkologischen

---

[1]) Deutsche Klinik 1871. pag. 268.

[2]) Obstetr. Trans. XI.

[3]) Loc. cit. pag. 60.

[4]) Schmidt's Jahrb. 161. pag. 158.

[5]) Obstetr. Trans. XIV.

[6]) British med. Journ. Nov. 4. 1871.

[7]) General and differential Diagnosis of ovarian Tumours Philadelphia 1873.

[8]) Ueber Cystofibroïde des Uterus. Strassburg 1873.

Werken, welche bis jetzt nicht als solche erwähnt worden
sind. So vergleiche man:

Marion Sims. Klinik der Gebärmutter-Chirurgie,
deutsch von Beigel, 3. Auflage pag. 84.

Virchow. Die krankhaften Geschwülste, 3. Band, I.
Hälfte, pag. 204.

.Jackson. Boston med. Journ. 1864.

Lee in New-York med. Rec. 1870 pag. 495.

Routh Lettsomian Lectures on Midwifery and diseases
of Women. British med. Journ. 1864.

Huguier Mémoires de Chirurgie I. 1847.

Gallez Histoire des Kystes de l'ovaire. Bruxelles 1873.

Klob, Pathologische Anatomie der weiblichen Sexual-
Organe.

Weiter sehe man noch die verschiedenen gynækologischen
Lehrbücher von Scanzoni, West, Graily, Hewitt und
andere.

Es befinden sich in der Litteratur noch einige Fälle,
welche uns nicht zugänglich waren, so von Wilson
(citirt von Brown), Chiari, Paget, Lebert.

Zu diesem Material können wir nun eine ganze
Anzahl Fälle (5) nachtragen, welche in der Klinik
und in der Privatpraxis des Herrn Professor Frankenhäuser zur Beobachtung vorgekommen sind, und welche
er uns in liberalster Weise zur Benutzung überliess.
Wir verfügen so über etwa 70 Fälle von Fibrocysten
des Uterus, welche wir unserer Arbeit zu Grunde legen.

II. Krankengeschichten.

Fall I.

Sehr grosse Fibrocyste der linken und hintern Wand des Uterus. Punction. Tod nach 18 Tagen.

Am 1. October 1866 wurde ich[1]) zu einer Frau A. Möller in Arnstadt gerufen, die 50 Jahre alt war und 2 Mal geboren hatte; das letzte Mal vor 22 Jahren. Sie war immer gesund gewesen, hatte immer ihre Regel stets etwas stark und auch oft unter Schmerzen gehabt; seit 3 Jahren war dieselbe aber ausgeblieben und seit der Zeit will sie eine rasch wachsende Geschwulst bemerkt haben, welche den Leib gegenwärtig stärker ausdehnte als eine hochschwangere Gebärmutter, und für einen Eierstocktumor genommen worden war, zu dessen Excision sich die Kranke entschlossen hatte, und welche Operation auszuführen ich berufen war. Bei der vorgenommenen Untersuchung fand ich den Unterleib hauptsächlich von der Symphyse gegen den Magen hin ungewöhnlich ausgedehnt, bei weitem weniger auffallend war die Ausdehnung nach den Seiten hin. Der Tumor war so lang, dass er im Abdomen kaum Platz hatte und Hängebauch erzeugte. Die Längsaxe des Tumors, welche ungefähr der linea alba parallel lag.

[1]) Herr Professor Frankenhäuser.

mochte etwa doppelt so gross sein als die Queraxe. Derselbe
zeigte an verschiedenen Stellen eine verschiedene Resistenz;
an dem höchsten, in der Magengrube gelegenen Ende des
Tumors fühlte man deutlich Fluctuation, wenn auch noch eine
dicke Wand als Umgebung des flüssigen Inhalts angenommen
werden musste. In der Mitte, ungefähr der Nabelgegend
entsprechend, zeigte sich ebenfalls eine, wenn auch weniger
deutlich fluctuirende Stelle. Links über der Symphyse endlich konnte man in einem ungefähr Handteller grossen Cirkel-
umfang noch recht deutlich Fluctuation fühlen. Diese drei
fluctuirenden Stellen waren von einander getrennt durch
zwei härtere Brücken, die in der Mitte bretthart, gegen die
fluctuirenden Stellen hin dünner wurden. Auch gegen die
Seiten hin erschien die Geschwulst härter. Die Seiten selbst
waren nicht in einfacher Linie gebogen, sondern der ganze
Tumor zeigte, ich möchte sagen, zwei mässige Einschnürungen,
die auch an den Seiten ausgeprägt waren und sich dort als
sattelförmige Einsenkungen tasten liessen. An der unteren
Hälfte des rechten Randes fühlte man einen länglichen, ziemlich harten Tumor, der sich bis ins Becken verfolgen liess
und mit der Geschwulst verbunden war. Der ganze Tumor
war leicht hinter den Bauchdecken zu verschieben; ging man
dabei mit dem Finger in die Scheide, so machte der Scheidentheil die Bewegung mit. Bei der Auscultation hörte man
durchaus nichts Besonderes.

Bei der inneren Untersuchung fand man eine ziemlich
weite Scheide und einen ausserordentlich erweiterten Muttermund mit enorm hypertrophischen Lippen. In denselben
konnte man von links unten nach rechts oben mit dem Finger ein
Stück weit eindringen. Man erkannte dann, dass ein Tumor
von der linken Seite des cervix ausging, der sich von demselben sowie von der linken Seite der linken und vorderen
Lippe auch nach unten erstreckte und sich zwischen Mastdarm
und Scheide abwärts geschoben hatte, so dass derselbe ein
hartes, nirgends Fluctuation zeigendes Dach über dem hinteren

und linkseitigen Scheidengewölbe bildete. Dieser Tumor, der mit
dem in dem Unterleib liegenden sich bewegte, das untere ziemlich
scharfe Ende desselben bildete, hatte den Uterus nach rechts
gedrängt; die Sonde drang 8 Zoll in die nach rechts gelagerte
und beträchtlich erweiterte Gebärmutterhöhle ein; sie drang
ein in den kleinen Tumor, welcher am rechten Rande der grossen
Geschwulst sich als prominirender, walzenartiger Körper tasten
liess. Die Geschwulst ging demnach von der linken Wand des
hypertrophischen Gebärmutterkörpers aus, hatte sich zwischen
das breite Mutterband geschoben und nach unten, ausserhalb des
peritonæums zwischen Mastdarm und Scheide gedrängt. Sie war
nicht isolirbar vom Uterus, sondern gieng aus demselben hervor.
Nach diesem Befund handelte es sich, meiner Ueberzeugung
nach, um ein myomatöses Cystom des Uterus, welches drei
grössere Höhlen neben ziemlich viel fester Masse enthielt.
Auch die Wände der Cysten glaubte ich dem Gefühle nach
für ziemlich dick annehmen zu müssen. Die Cysten selbst
schienen unter einander in Zusammenhang zu stehen, wenigstens glaubte ich, dass die in der oberen erregte Fluctuation in
der unteren fühlbar wäre. Die mittlere Cyste war die kleinere,
die überdiess die dickste Wandung hatte, die obere und untere
die grösseren.

· Unter diesen Umständen, bei der Dickwandigkeit der Cysten
und der Ausdehnung der Geschwulst nach unten zwischen
Mastdarm und Scheide, glaubte ich der Kranken rathen zu
müssen, nicht blos von einer Radicaloperation abzusehen,
sondern auch eine Punction zu unterlassen. Die Kranke
willigte ungern ein, weil ihr in diesem Zustande das Leben
unerträglich war, aber schon am 19. October wurde ich von
Neuem gerufen und sowohl der Arzt als die Kranke drangen
in mich, eine Punction vorzunehmen. Nach der Dicke der
Wandungen zu urtheilen, war ein Collabiren der Geschwulst
nicht zu erwarten und Lufteintritt wohl zu gewärtigen, wie
schon publicirte Beispiele zeigten. Dennoch entschloss ich
mich dazu, weil der behandelnde Arzt mir erklärte, dass er

dieselbe in einigen Tagen dann doch vornehmen müsste.
Ich entschloss mich gegen meine bessere Ueberzeugung dazu,
vielleicht auch desshalb, weil ich Aufschluss über eine Geschwulst haben wollte, wie sie mir in meiner Praxis noch nicht
vorgekommen war. Ein dicker Troicart wurde in die obére
Geschwulst eingestossen, und es entleerten sich allmählig
zwei Eimer voll einer bräunlich-rothen, ziemlich dünnen
Flüssigkeit, dieselbe ist nicht geronnen und gerinnt auch
nach längerem Stehen nicht. Sie enthält eine Menge Blutkörperchen zum Theil in sehr geschrumpfter Form, bräun-
liche Pigmentmassen, einige spindelförmige Zellen mit stäb-
chenförmigen Körnern. Am Ende der Entleerung kommen
etwas dickliche trübe Massen, wie geronnene Schleimflocken
aussehend. Die Punktionswunde wird dann durch Heftpflaster
geschlossen, die Kranke findet sich sehr erleichtert, fühlt sich
die nächsten Tage recht wohl, hat nur einen etwas beschleu-
nigten Puls (120), etwas Durst und wenig erhöhte Temperatur
(37,8 bis 38,0). Vom 4. Tage an aber fängt sie stärker an zu
fiebern, wird appetitlos, fröstelt hin und wieder, der Leib wird
aufgetrieben, ja er wächst bald in ganz rapider Weise, die
Zunge wird trocken, endlich am 2. November tritt ein Schüttel-
frost auf. — Am 4. November sah ich die Kranke wieder, die
Geschwulst war wieder ungeheuer gross geworden, die tonnen-
förmige Auftreibung des Leibes war bedingt durch die Auftreibung der Cysten der Geschwulst, dieselben waren aber nur
zum Theil durch Flüssigkeit ausgedehnt, an den proeminentesten
Stellen zeigten sie tympanitischen Ton. Eine Gasansammlung
hatte demnach mit der Wiederanfüllung der Cysten sich ein-
gestellt. Ich nahm jetzt noch einmal die Punction vor; unter
zischendem Geräusch entleerte sich in einem hohen Strahle
eine braune, äusserst stinkende Flüssigkeit. Auch jetzt floss
wieder über ein Eimer dieser stinkenden Masse ab; alles aber
konnte nicht entleert werden; man hätte die Kranke auf den
Bauch legen und die Cyste sehr zusammendrücken müssen,
wenn man die Cyste hätte vollständig leeren wollen. Die

Kranke hatte meist Temperaturen von 40°,0, sie sah ganz bleichgelb aus, ihre Zunge war trocken und nach 2 Tagen (18 Tagen nach der ersten Punction) collabirte sie.

Die Section ergab eine Uterin-Geschwulst, von der linken und hinteren Seite ausgehend, nach oben bis zum processus ensiformis, nach unten bis zwischen Mastdarm und Scheide sich herunterstreckend; sie hatte nur sehr wenige Adhæsionen mit dem Peritonæum parietale eingegangen, sah braunroth aus, enthielt 3 Cysten, die miteinander communicirten durch Oeffnungen von etwa 1 Zoll Durchmesser; die Innenfläche der Cysten war uneben, fetzige Massen flottirten auf der Oberfläche, welche aus glattem Muskelgewebe bestand. Trabekel-ähnliche Leisten ragten über die Oberfläche hervor und fanden sich gegen die Communications-Oeffnungen vorzüglich ausgeprägt; die Cystenwandungen waren, selbst an der dünnsten Stelle, noch 3 Linien dick, dazwischen lagen feste Massen myomatösen Gewebes. Auch das untere Ende des Tumors war ganz solid, die Geschwulst war bei der Section schon zum Theil faul. Grosse Gefässe durchzogen das Innere der Geschwulst und fanden sich auch auf der Oberfläche. Ob kleinere Cysten sich auch noch im Innern der Geschwulst gefunden haben, konnte mir der Arzt nicht bestätigen. Beide Ovarien waren vollständig gesund. Die Section wurde von Herrn Dr. Oswald gemacht.

Fall II.

Interstitielle Fibrocyste der vorderen Wand des Uterus. Punction.

Frau Maria Hanke, III para, 39 Jahre alt, aus Rudolstadt, wurde von Professor Frankenhäuser zuerst den 25. März 1868 untersucht. Sie hat ihr letztes Kind vor 11 Jahren geboren; Geburt und Wochenbett verliefen ohne Störung. Drei Viertel-Jahre nachher trat ein heftiger Blutabgang ein und kehrte seit der Zeit mit jeder Regel wieder, so dass dieselbe nicht blos ungemein stark, sondern auch von langer Dauer war. Es bleiben so nur wenige Tage, in welchen die Patientin frei von Blutabgang ist, und auch diese Zeit wird von einem wässrigen Abgang ausgefüllt. Ehe Blutabgang austritt, kommen stets heftige Schmerzen, die krampfartig sind und Uebelkeit erzeugen; mitunter stellte sich auch Krampf bei dem Urinlassen ein. Seit der Entbindung vor 11 Jahren ist überdiess die Milch aus den Brüsten nicht wieder verschwunden, und der Leib seit einem Vierteljahre in rascher Weise angeschwollen; seit dieser Zeit sind auch die Füsse dauernd œdematös.

Bei der Betastung des Leibes fühlt man in der Mitte desselben eine Geschwulst, die bis in die Höhe des Nabels geht, an einzelnen Stellen die Resistenz einer schwangeren Gebärmutter, an anderen, zumal gegen die Mitte des Körpers, eine ziemlich deutliche Fluctuation zeigt. Die Form der Geschwulst ist genau die eines schwangeren Uterus; starkes Uterin-Geräusch ist überall hörbar. Der Scheidentheil ist gegen das Kreuzbein gerichtet, verkürzt, der Muttermund geöffnet, so dass man mit dem Finger eindringen kann und auf eine Geschwulst kommt, die in der vorderen Wand des Uterus sitzt und von der Höhle aus viel deutlicher Fluctuation zeigt. Am unteren Ende ist in der Uterin-Höhle die fluctuirende Geschwulst nur von einer dünnen Schichte Uterusparenchym bedeckt, die Wände des Uterus sind an der unteren Partie hypertrophisch. Die Sonde dringt 5½" in die Gebärmutterhöhle ein und zwar hinter der Geschwulst.

Eine am unteren Ende der Geschwulst mit einem Troicart vorgenommene Punction entleert eine ganz klare, fadenziehende etwas klebrige Flüssigkeit, die sehr bald gerinnt. Gewebselemente konnten nicht aufgefunden werden. Die Quantität betrug etwa ¼ Liter. Die Geschwulst collabirte danach nur an ihrem unteren Ende, oben blieb sie hart. Prof. Frankenhäuser schlug der Kranken vor, sie solle später zu einer Operation kommen und hatte vor, zunächst einen grösseren Einschnitt zu machen oder

ein Stück zu excidiren, Patientin blieb aber aus. Er sah dieselbe
im März 1869 in Rudolstadt wieder; die Geschwulst war viel
grösser, die Fluctuation unten sehr deutlich, wässeriger Abgang war schon seit längerer Zeit wieder beobachtet. Die
Blutung, die nur zwei Mal mässiger gewesen, war von Neuem
in alter Stärke vorhanden. Die Kranke wollte sich wohl ope-
riren lassen, verschob es aber immer, obgleich der sie behandelnde Arzt sehr dazu drängte. Derselbe verliess während
des Krieges seinen Wohnort und diente als freiwilliger Mili-
tär-Arzt. Während der Zeit starb die Kranke, die sehr schwach
geworden, angeblich unter peritonitischen Erscheinungen. Eine
Section ist nicht gemacht worden.

Fall III.

Uterincyste der hintern Wand.

Frau S. aus A., 33 Jahre alt, war früher stets regelmässig
menstruirt, hat 4 Kinder geboren, und soll, nach Angaben
ihres Arztes, wieder wenigstens im 7. Monat schwanger sein.
Die Regel hat aber nie ausgesetzt, sie ist auch ungewöhnlich
stark, dauert 4 Tage, kommt alle 4 Wochen und verläuft ohne
Schmerzen. Appetit ist gut, Stuhl etwas retardirt. Patientin
selbst hält sich für nicht schwanger, findet aber auch den
Leib sehr beträchtlich aufgetrieben. Am 10. Dezember 1872
mass derselbe in der Höhe des Nabels 74 Centimeter, auf der
höchsten Höhe zwischen Nabel und Symphyse 78, von der
Symphysis bis zum Nabel 16; vom Nabel bis processus ensiformis $16^1/_2$.

Man fühlte eine Geschwulst, welche die Mitte des Unter-
leibs einnahm, und der vorderen Bauchwand anlag. An der
Seite des Bauches, rechts und links war überall tympanitischer
Ton, der matte Ton fand sich blos in der Mitte, und erstreckte
sich von der Schamfuge bis 4 Finger breit über den Nabel. Der
Tumor ist weich, fluctuirend, ganz gleichmässig glatt an seiner
Oberfläche; an seiner rechten unteren Seite fühlt man einen

härteren, walzenförmigen Tumor, den man nach unten in die
Beckentiefe verfolgen kann. Uterin-Geräusch ist nirgends
nachweisbar, ebensowenig Herztöne, nur die Aortentöne werden durch die Geschwulst fortgeleitet; auch sonstige Zeichen
einer Schwangerschaft sind nicht vorhanden.

Bei der inneren Untersuchung findet man den Scheidentheil nach rechts verschoben. Ueber dem linken Scheidengewölbe einen elastischen Tumor, der unmittelbar in die
Seitenwand des Uterus übergeht, auch nach oben gegen den
Fundus uteri hin fühlt man den unmittelbaren Zusammenhang des Grundes mit der Geschwulst. Der Uterus ist um
einen halben Zoll verlängert, seine Höhle erweitert, aber keine
Hervorragungen in ihm bemerkbar. Bewegungen der Geschwulst setzen sich auf den Uterus fort und umgekehrt. Die
Geschwulst hat augenscheinlich eine dicke Wand, aber die
Fluctuation ist deutlich; auch vom Mastdarm aus ist dieselbe
nachweisbar.

Die Diagnose wurde auf eine Uterincyste gestellt, obgleich
man in diesem Fall noch zweifelhaft sein könnte, ob es eine
adhærente Ovarialcyste oder eine extra-uterine Schwangerschaft sei. Gegen erstere sprach der genaue Uebergang des
Fundus in den Tumor, ebenso der Uebergang des Cervical-
Theils in denselben; auch die Dicke und Glätte der Wandungen liess sich nicht wohl mit einem Ovarien-Tumor ver-
einigen. Gegen eine extra-uterine Schwangerschaft sprach die
Anamnese, die Abwesenheit des Uteringeräusches, der Herztöne, sowie der weitere Verlauf.

Am 14. April 1873 ergab eine neue Untersuchung dieselben Verhältnisse, nur fand sich als Umfang in der Höhe
des Nabels 78 cm., auf höchster Höhe 82 cm.

Auch eine im Herbst 1873 vorgenommene Untersuchung
ergab ungefähr dieselben Verhältnisse.

Den 10. Februar 1874 theilte die Kranke Herrn Professor
Frankenhäuser mit, dass die Menstruation seit 2 Monaten
ausgeblieben sei; der der Geschwulst anliegende Uterus schien

vergrössert zu sein, der Scheidentheil wie die Vagina und deren Eingang sahen livid aus, mit Bestimmtheit aber konnte die Diagnose der Gravidität nicht festgestellt werden. Der ganze Tumor hat an Umfang nicht zugenommen. Mitte Juni sah Prof. Frankenhäuser die Kranke wieder; Gravidität ist unzweifelhaft. Cyste nicht gewachsen, in die linke Weiche gedrängt.

Fall IV.

Gestieltes subperitoneales Fibroïd, in welchem Cysten-bildung stattgefunden.

Franziska Müller, 45 Jahre alt, Hausfrau, in Unterægeri, Kanton Zug, war in ihrer Jugend immer gesund. Sie wurde im 17. Jahre menstruirt und von da ab regelmässig alle vier Wochen, circa 8 Tage lang, und ohne Schmerzen. Patientin war sechsmal schwanger. Viermal gebar sie normal, das vorletzte Mal aber, vor sieben Jahren, hatte sie eine Frühgeburt etwa im VII. Monat. Seitdem verspürte sie oft, beim Eintritt der Perioden, plötzlich heftig stechende Schmerzen im Unter-leib, welche einige Wochen anhielten und nur allmählig ver-schwanden. Der consultirte Arzt erklärte diesen Zustand als eine Gebärmutter-Entzündung. Ausfluss will Patientin nie bemerkt haben. Es handelte sich wahrscheinlich damals um einen Bluterguss in den Tumor, der schon bestanden haben mag, da Fehlgeburt eintrat.

Vor 5 Jahren, also bei der letzten Schwangerschaft, abor-tirte sie schon in der ersten Hälfte ihrer Gravidität. Seitdem waren die Perioden unregelmässig, oft alle drei, oft alle vier Wochen vorhanden; während der Menstruation hatte Patientin auch hie und da heftige schneidende Schmerzen im Unterleib.

Letzten Frühling (1873) bemerkte sie zum erstenmal, dass sie eine „Härte" im Unterleib hatte, diese Härte war nicht schmerzhaft, wuchs während der Periode und schwoll nachher wieder ab. Patientin ging trotzdem aber erst im Herbst zum Arzt. Derselbe (unser College und Freund Hürlimann) con-

statirte in der That einen Tumor und schickte dann die Frau
zur Untersuchung den 1. October 1873 hieher, wo sie einge-
laden wurde, zu genauerer Beobachtung in's Spital zu kommen.
Patientin trat dann Anfangs Dezember in die gynækologische
Klinik ein.

Status vom 17. December. Gut gebaute, mässig gut ge-
nährte Person. An beiden untern Extremitäten zahlreiche
varicös entwickelte Venen, rechter Fuss leicht œdematös.
Keine Anæmie. Thorax normal. Brüste schlaff und atrophisch.
Areola dunkel pigmentirt, rechts Hohlwarzen-Entwicklung.
Lungen, Herz, Leber, Milz bieten nichts Besonderes. Beim
Betrachten des Abdomens sieht man eine ziemlich grosse An-
schwellung, beiderseits an der linea alba Venenzeichnungen.
Nabelumfang 75 cm. Grösster Umfang des Abdomens 81
Centimeter.

Bei der Palpation fühlt man einen Kindskopf-grossen Tumor. Dieser Tumor ist härter als ein gravider Uterus, aber
weicher als ein Myom, er liegt ganz median und reicht von
der Symphyse bis zum Nabel. Oben, in der Nähe des Nabels,
zeigt der Tumor eine dünne, deutlich fluctuirende Stelle, welche
umgeben ist von einem harten, fast callösen Rand; diese Stelle
ist 5 Franken gross, beim Drücken auf dieselbe klagt Patientin
über Schmerzen im Kreuz. Die Geschwulst lässt sich leicht
bewegen, aber immer geht der Uterus mit; sie ergiebt überall
einen gedämpften Percussions-Schall, keine Ascitis-Dämpfung,
kein Uterin-Geräusch. Leistendrüsen nicht angeschwollen,
links ein Schenkelbruch.

Bei der innern Untersuchung fühlt man einen Vorfall der
vorderen und hinteren Scheidenwand; Scheidentheil verdickt.
im vorderen Scheidengewölbe fühlt man den Tumor, welcher
an dieser Stelle sehr hart erscheint. Ueber dem Halse, am
linken und vorderen Rand des Uterus fühlt man noch ein
kleines hartes Fibroïd. Der Uterus liegt ganz median. Der
Stiel der Geschwulst, der deutlich zu umgreifen, sitzt dem
Gebärmuttergrunde rechts an und hat etwa die Dicke eines

starken Mannsdaumens. Wenn man die Geschwulst nach links lagert, fühlt man den Stiel am besten. Uterus-Länge 7½ cm. Muttermund quer, mit glatten Rändern.

Patientin klagt gegenwärtig über Schwächegefühl, Schmerzen im Bereiche des Abdomens, meistens längs der linea alba vom Nabel bis zur Symphyse. Menstruation etwas profus, nicht besonders schmerzhaft. Stuhlgang unregelmässig, öftere Obstipation. Urin hell, kein Eiweiss.

Résumé: Gestieltes subperitoneales Myom, in welchem Cystenbildung stattgefunden, kleines interstitielles Fibroïd der vorderen Uterinwand. Es wurde kräftige Diät verordnet. Patientin hatte vom 7. bis 12. ihre Menses, welche nicht so profus und schmerzhaft wie früher waren, weil sie mehr der Ruhe pflegen konnte. Es war uns unmöglich, einen messbaren Unterschied in der Grösse des Tumors während und ausser der Menstruation nachzuweisen. Patientin wurde den 23. December bis auf Weiteres entlassen. Der Tumor ist nicht so gross, die Beschwerden nicht so bedeutend, dass Professor Frankenhäuser sich veranlasst gesehen hätte, vor der Hand die Patientin der Gefahr einer Gastrotomie auszusetzen.

15. Juni 1874. Heute berichtet uns Dr. Hürlimann, dass es der Patientin ziemlich gut gehe; subjective Beschwerden hat sie sehr wenig, und die Geschwulst hat bis jetzt an Umfang nicht zugenommen.

Fall V.

Grosse gestielte Fibrocyste des Uterus. Exstirpation durch die Gastrotomie. Heilung.

Frau Elisabetha Furrer, Wäscherin in Hottingen bei Zürich, ist gegenwärtig (1873) 48 Jahre alt. Sie war in ihrer Jugend gesund, hat keine Kinderkrankheiten überstanden und ist seit ihrem 16. Jahre regelmässig menstruirt. Nach ihrer Verheirathung gebar sie zwei Kinder, das jüngste vor 22 Jahren;

abortirt hat sie niemals. Pat. lebte in ziemlich guten Verhältnissen, hat aber einen sehr anstrengenden Beruf. Erbliche
Krankheiten sind in ihrer Familie nicht vorhanden. Vor etwa
zehn Jahren will Patientin, die sich im Uebrigen ganz wohl
befand, schon auf der rechten Seite im Leibe eine kleine Geschwulst gefühlt haben, welche ihr keine besondere Beschwerden verursachte; diese wuchs nach ihrer Meinung im Verlaufe
von 5 Jahren, mehr nach der linken Seite hinüber. Allmählig
bekam sie Schmerzen in der linken Iliacal-Gegend; sie ging
desshalb und weil sie in ihrem Berufe gehindert wurde, zum
Arzte. Prof. Cloetta, welchen sie consultirte, erklärte die Geschwulst für einen Ovarial-Tumor, und stellte ihr damals
schon eine Operation in einigen Jahren in Aussicht. Zu jener
Zeit, also vor 5 Jahren, änderte sich auch die Menstruation;
sie trat nun unregelmässig, alle 10 bis 12 Wochen, und
sehr spärlich ein; dabei will Pat. heftige Schmerzen im rechten Beine gehabt haben. Die Perioden setzten dann einmal
ein ganzes Jahr aus, bis sie vor zwei Jahren ganz verschwanden. Die Schmerzen in der linken Seite verschwanden auch
nach und nach wieder, und Pat. konnte von Neuem unge-
stört ihrer anstrengenden Beschäftigung nachgehen. Im März
1873 will sie sich verkältet haben, wonach sie einige Wochen
an heftigem Husten litt. Es fiel ihr fast die 10 Jahre hindurch,
während welchen sie die Geschwulst bemerkt hatte, nicht auf,
dass der Leib beträchtlich stärker wurde, bis im Monat Mai
1873 das Abdomen rasch anwuchs, so dass die bedeutende Ausdehnung des Leibes der Pat. ziemliche Beschwerden, namentlich Athemnoth verursachte. Trotzdem ging dieselbe noch der
Arbeit nach. Der Umfang des Leibes blieb wieder für eine
Zeit lang der gleiche; dagegen spürte sie vorübergehend
Ameisenkriechen im linken Beine. Sie magerte auch zusehends
ab, und will hie und da heftige Schmerzen in den Brüsten
gehabt haben. Endlich wurden die Athembeschwerden so lästig,
dass Pat. am 4. August 1873 in die gynæcologische Abtheilung
des Kantonspitals eintrat.

Status vom 5. August. Gut gebautes, ziemlich abge-
magertes, anæmisches Individuum, etwas fahles Aussehen;
zahlreiche varicöse Erweiterungen an den unteren Extremitäten, besonders am rechten Unterschenkel. Keine Oedeme,
nirgends Drüsen-Anschwellungen, nirgends Narben oder Aus-
schläge, Sensorium frei. Zunge feucht, rein; am Halse nichts
Besonderes. Brüste sehr atrophisch; Areola dunkel pigmentirt;
untere Apertur des Thorax vergrössert, intercostale Räume
sehr deutlich markirt. Lungenschall ist sonor; man hört
überall vesiculäres Athmen. Das Herz ist nicht vergrössert,
an der Basis ein ziemlich starkes systolisches functionelles
Geräusch; an der Spitze reine Töne. Milzdämpfung normal. Die Leberdämpfung fängt an der fünften Rippe an, und
geht in die Dämpfung des Abdomens über. Epigastrische
Gegend tympanitisch, bei der Palpation nicht schmerzhaft.

Abdomen stark ausgedehnt, in den unteren Partien ältere
Striæ; Linea alba deutlich pigmentirt, Nabel leicht hervor-
getrieben, geringer Grad von Hängebauch; viele, besonders
rechts ausgesprochene Venenzeichnungen.

Nabelumfang	106	cm.
Symphysis bis Processus xiphoïdeus	52	„
Symphysis bis Nabel	34	„
Nabel bis Process. xyphoïdeus	18	„
Spin. ant. sup. dext. bis Nabel	31	„
Spin. ant. sup. sin. bis Nabel	29	„

In der Mitte des Abdomens fühlen sich die Bauchdecken
ausserordentlich dünn an, so dass man eine Diastase der
Musculi recti anzunehmen veranlasst wurde. Hinter den
Bauchdecken, das ganze Abdomen ausfüllend, palpirt man
eine elastische Geschwulst, die deutlich das Gefühl der Fluctuation ergibt; oberhalb der Symphyse ist die Resistenz etwas
bedeutender als höher hinauf über den Nabel. Ueberall absolut
leerer Percussionsschall; nur in beiden Hypochondrien ge-
dämpft tympanitischer Ton; auch bei Lagerung der Pat. auf
die eine oder die andere Seite bleiben die Hypochondrien tympanitisch. Die Auscultation ergibt nichts Besonderes,

Bei der inneren Untersuchnng fühlt man den Muttermund
etwas nach vorne gerichtet. In das vordere Scheidengewölbe
ragt eine Geschwulst herein, dieselbe ist hart, glatt und nicht
schmerzhaft. Im linken Scheidengewölbe fühlt man einen
weichen, rundlichen Tumor, der mit der von den Bauchdecken
aus fühlbaren Geschwulst in Zusammenhang steht, Uteruskörper leicht anteflektirt, nicht vergrössert, wenig beweglich;
die Sonde dringt leicht hinein, Länge des Uterus 7 cm.; der
Muttermund ist quergespalten und zeigt Einrisse. Kein
Katarrh, keine Erosionen.

Als subjektive Beschwerden werden angegeben: Grosse
Müdigkeit und Sewächegefühl, starke Beengung bei der geringsten Anstrengung, hie und da Herzklopfen; kein Husten,
kein Auswurf, Appetit gering, nach dem Essen Druckgefühl
im Abdomen; kein Durst, kein Erbrechen, kein Schweiss.
Stuhlgang regelmässig. Urin hellgelb, nicht eiweisshaltig
Temperatur normal, Puls regelmässig, etwas schwach, Fre-
quenz 88.

Die Wahrscheinlichkeitsdiagnose wurde, wenn auch die
Form des Abdomens etwas auffallend (die Geschwulst liegt
fast ganz median), auf eine multiloculäre Ovarialcyste
gestellt, mit zahlreichen ausgedehnten Adhaesionen und kurzem Stiele.

Die Prognose der Radicaloperation wurde nicht günstig
gestellt, und man ging vorzüglich desshalb mit Zaudern an
dieselbe, weil man glaubte, annehmen zu müssen, dass neben
einem kurzen dicken Stiele auch noch Adhæsionen an der
Basis des Tumors mit dem Becken vorhanden waren. Da die
Athembeschwerden aber immer überhand nahmen, so wurde
es mit Einverständniss der Pat. beschlossen, ohne Weiteres
abzuwarten, eine Probeincision und, falls es möglich wäre,
eine Exstirpation des Tumors vorzunehmen. — Am 7. August
bekam Patientin mehrere Clystiere.

Operation. Die Operation wurde den 8. August 1873,
Nachmittags 4 Uhr vorgenommen. Prof. Gusserow, wel-

cher gerade in Zürich war, und Professor W y s s hatten die
Freundlichkeit zu assistiren. Temperatur des Zimmers 22° R,
warmer sonniger Tag. Es wurde zuerst wie gewohnt eine
Harztuchschürze mit einem ovalen Ausschnitt über den Leib
geklebt. Nachdem Patientin chloroformirt war, machte Professor F r a n k e n h ä u s e r einen circa 13 cm. langen Schnitt
in die linea alba. Bei der Trennung der Bauchdecken traf
der Schnitt Theile des Rectus, der bei jeder Berührung zuckte.
Es war demnach keine Diastase, sondern eine auffallende Verdünnung dieser Muskeln vorhanden. Eine etwa rabenfeder-
dicke Vene, welche der Schnitt ausserhalb des Peritonaeums
traf, wurde unterbunden und das Bauchfell durchschnitten;
es floss dabei eine ganz geringe Menge serös ascitischer Flüssigkeit aus. Der sehr dünnwandige Tumor kam dann zum
Vorschein. Eine kleine Incision in demselben entleerte eine
grosse Menge blutig gefärbter Flüssigkeit. Hierauf wurde
ein grosser Troicart in die Tumor Wand durchgestochen und
die durch das Messer gemachte Oeffnung mit einer Luer'schen
Zange gefasst und geschlossen. Die Flüssigkeit entleerte sich
dann langsam durch den Troicart; häufig musste man den
Strom unterbrechen, damit die Patientin, welche öfter einen
ganz elenden Puls bekam, nicht durch die rasche Entleerung
der Cyste collabirte. Der Tumor zeigte sich jetzt an der vorderen Bauchwand sehr fest verwachsen; mit Mühe brachte der
Operateur die Hand zwischen Bauchdecken und Cystenwand,
zuerst nach links von der Mittellinie dann nach rechts. Eine
Unzahl Adhaesionen waren vorhanden, und viele derselben, die
Gefässe enthielten, wurden mit Seidenfäden unterbunden und
kurz abgeschnitten. Auch nach hinten war der Tumor mit
Darm und Netz verwachsen, besonders nach rechts am Coecum.
Der Darm wurde sorgfältig von den Adhaesionen getrennt.
Nur langsam und mit grösster Mühe gelang es, die Geschwulst
herauszuziehen, nachdem dieselbe von allen ihren Adhaesionen
frei war. Es mussten dabei aber wieder zahlreiche Gefässe
unterbunden werden, die Fäden wurden alle kurz abgeschnit-

ten; die Zahl der in die Bauchhöhle versenkten Ligaturen
beträgt ungefähr 40. Als man die Basis des Tumors endlich
frei hatte, fand Prof. Frankenhäuser, dass dieselbe aus einer
faustgrossen festen Masse bestand und vom Uterusgrund selbst
ausgieng. Beide Tuben und beide nicht vergrösserten Ovarien
waren vorhanden. Der Stiel der Geschwulst inscrirte der
linken Seite des fundus uteri, und hatte an der dünnsten
Stelle etwa einen Durchmesser von einem Zoll. Wir hatten
es also mit einem Uterus-Tumor, und zwar, wie eine nähere
Untersuchung ergab, mit einer Fibrocyste zu thun. An der
vorderen Wand des Uterus fand sich ebenfalls eine Wallnussgrosse Cyste, welche man incidirte und deren flüssigen Inhalt
man mit einem Schwamme wegnahm. Es wurde dann der
Tumor, nahe am fundus uteri, nachdem er mit 4 Doppelseiden-
ligaturen unterbunden, abgeschnitten und versenkt.

Die Bauchhöhle wurde sorgfältig mit warmen desinficirten
Schwämmen gereinigt, es zeigte sich dabei keine Blutung, in
die Bauchhöhle war überhaupt sehr wenig Flüssigkeit gekommen. Dann wurde die Wunde genäht, wozu fünf grosse
Nähte nöthig waren, welche die Bauchwand mit dem Perito-
naeum fassten. Die Wunde wurde einfach mit gewöhnlicher
Charpie und Watte bedeckt, und die Patientin zu Bette gebracht.

Während der Operation, welche circa 2 Stunden in An-
spruch nahm, traten hie und da Brechbewegungen auf, einmal kurzes Aufhören der Respiration, der Puls war beständig
etwas klein und frequent, namentlich nach der Entleerung
der Cyste, der Blutverlust aber sehr mässig.

Nach der Operation erwachte Patientin nur langsam aus
der Narcose, sie war eine kurze Zeit sehr cyanotisch, man
hörte sogar etwas Rasseln auf den Lungen, der Puls blieb sehr
klein und frequent, so dass man fast ein nahes Ende be-
fürchten musste. Nach und nach erholte sich Patientin jedoch
wieder und man konnte ihr etwas spanischen Wein beibringen.

Die Respiration wurde aber noch frequenter und beeinträchtigter als vor der Operation.

Abends 7 Uhr. (1 Stunde nach der Operation.) Sensorium immer noch etwas benommen ; Patientin-klagt über Beengung, brennendes Gefühl in der Wunde, sie ist ziemlich aufgeregt und wälzt sich im Bett herum. Erst nach ernsthaftem Zureden wird sie ruhiger. Temperatur 37,0. Puls 128. Respiration 32.

9 Uhr. Sensorium freier, grosses Durstgefühl, Zunge etwas trocken, Respiration immer angestrengt. Kein Erbrechen, die Charpie ist mit ein wenig Blut durchtränkt.

Nachts 12 Uhr. Die Temperatur nimmt zu, 39,1. Puls 128. Sehr heftiges Durstgefühl, Patientin bittet beständig um Wasser; einmal Erbrechen. Abdomen leicht aufgetrieben, besonders in der rechten Iliacal-Gegend. Eispillen. Morphium 0,01.

9. August. Patientin hat in der Nacht wieder ein paar Mal erbrochen, die Temperatur ist heute etwas heruntergegangen. Morgens 38,2, Mittags 38,8. Der Puls ist kräftiger und weniger frequent, 100. Respiration 32. Patientin hat immer noch sehr grossen Durst und wünscht beständig zu trinken. Zunge sehr trocken. Abdomen wenig aufgetrieben ; etwas Schmerzhaftigkeit rechts, wo die starken Adhæsionen waren. Das Sensorium ist freier geworden. Die Menge des durch den Katheter entleerten Urins beträgt 900 cub. cm.: er ist dunkel gefärbt, aber nicht trübe. Abends Temperatur 38,6.

10. August. Patientin hatte eine ordentliche Nacht und konnte ziemlich viel schlafen. Kein Erbrechen mehr, hingegen immer grossen Durst. Zunge noch sehr trocken. Die Temperatur ist wieder etwas gestiegen bis 39,6. Puls 114. Abdomen durch die geblähten Därme etwas mehr aufgetrieben, aber überall weich. Es wurden desshalb warme Leinsamen-Cataplasmen verordnet. Die Wunde sieht gut aus, die Verband-Charpie wird nicht im Geringsten feucht. Urin etwas Sedi-

ment haltend, kein Eiweiss. Patientin muss ziemlich oft catheterisirt werden. Aus der Vagina geht etwas Blut ab, wahrscheinlich Stauungs-Erscheinung im Uterus. Patientin erhält Bouillon mit Ei, Milch und hie und da etwas Vin. hisp. Temperatur Abends 38, 6.

11. August. Vergangene Nacht war Patientin etwas unruhig; sie konnte nicht schlafen und äusserte oft, dass ihr angst und bange sei; trotzdem ist der objektive Status derselbe. Temperatur beständig hoch, heute morgen 39,5. Puls 116, klein. Urinmenge 1100 cub. cm.

12. August. Patientin hatte eine gute Nacht, sie war ganz ruhig und konnte ordentlich schlafen; auffallend ist der Temperaturabfall von gestern auf heute. Gestern Abend 39,2, Puls 124, heute morgen 37,0, Puls 96 und ziemlich voll. Zunge immer noch trocken. Sensorium ganz frei. Abdomen nicht besonders aufgetrieben, überall weich, nicht schmerzhaft. Wunde gut aussehend, nicht eiternd. Der blutige Ausfluss aus der Vagina hat aufgehört. Patientin befindet sich subjectiv ganz gut, hat weniger Durst und guten Appetit.

13. August. Gestern und heute vollständige Fieberlosigkeit. Puls 100. Prof. Frankenhäuser entfernt von den fünf Nähten die unterste und die mittlere. Die Wunde scheint sehr gut vereinigt zu sein.

14. August. Heute morgen werden die 2 obern Nähte entfernt, zur Vorsicht wird ein kleines Heftpflasterstreifchen quer über die Wunde gespannt; einzelne Stichkanäle sind leicht geröthet, die Verband-Charpie ist immer trocken. Patientin hatte eine gute Nacht. Temperatur heute morgen 37,5. Puls 100. Die Zunge fängt an sich zu reinigen und ist feucht. Durst mässig. Abdomen nicht aufgetrieben und nicht empfindlich. Urin immer etwas trüb, kein Eiweiss.

15. August. Patientin wurde in der Nacht von Darmbewegungen fortwährend geplagt; auf Verabreichung von Laudan. gutt. 15, liessen sie etwas nach. Abdomen sichtlich von den geblähten Därmen aufgetrieben, die letzte Naht wird

heute (6. Tag nach der Operation) entfernt ; die Wunde scheint ganz per primam vereinigt zu sein.

16. August. Temperatur gestern Abend 38,6. Puls gut 108. Heute Morgen Fieberlosigkeit. Zunge feucht, ganz rein. Appetit gut. Abdomen wenig aufgetrieben, nicht schmerzhaft ; es ist noch kein Stuhlgang erfolgt.

17. August. Status idem, jeweilen gegen Abend zeigt sich eine Temperatursteigerung bis 38,3, welche aber gegen Morgen auf die Norm zurückkehrt. Puls kräftig, 80 bis 96. Abdomen immer durch die geblähten Därme etwas aufgetrieben.

20. August. Der unterste Stichkanal rechts eitert ein wenig, heute ohne Medication erfolgen 3 dünne Stühle.

22. August. Status immer der gleiche. Die Temperatur hat gestern die Höhe von 38,8 erreicht. Heute morgen 37,6. Puls 88—96. Wundränder am untern Winkel etwas geröthet. Appetit gut. 3 dünne Stühle.

24. August. Seit gestern ist das Abdomen ziemlich stark aufgetrieben; man sieht lebhafte, peristaltische Bewegungen der Darmschlingen. Patientin konnte vergangene Nacht bis 2 Uhr schlafen, wurde dann aber durch die schmerzhaften Darmbewegungen aufgeweckt. Trotz sorgfältiger Untersuchung konnte man ausser im Darm angehäuften Scybalis keinen Grund für die Verschlimmerung, zumal keine Dämpfung im Abdomen nachweisen. Auf die Verabreichung von 10 Tropfen Laudanum und warmen Cataplasmen auf den Leib liessen die Schmerzen zwar etwas nach. Patientin fühlt sich aber ziemlich schwach, hat ein etwas mattes Aussehen. Appetit weniger gut. Zunge wieder ziemlich trocken. Brechreiz und zweimal Erbrechen; die Temperatur geht hierauf von 37,7 auf 36,5 herunter. Puls 92. Auf Clysma erfolgt Stuhl.

25. August. Pat. hatte eine recht ordentliche Nacht, sie konnte gut schlafen. Das Abdomen ist aber auch heute stark durch die Därme aufgetrieben, man fühlt rechts ganz deutlich das von Koth gefüllte Colon ascendens. Patientin bekommt Ricinus-Oel, worauf sie sich zweimal erbrechen musste. Der

untere Mundwinkel hat gestern oberflächlich geeitert, heute nicht mehr. Temperatur normal.

26. August. Patientin klagt über heftige Schmerzen im Leib; im rectum sind keine scybala zu fühlen, wohl aber noch immer von aussen im Colon. Sie erhält 3 Gläser Hunyadi-Wasser in einem Zwischenraum von 3 Stunden. Abends bekommt sie 3 dünne Stühle, worauf die Schmerzen weniger heftig wurden. Die Temperatur ging Abends bis auf 38,9. Puls 104.

27. August. Der Zustand hat sich bedeutend gebessert; während der Nacht bekam Patientin noch viermal Stuhlgang. Das Abdomen ist viel weniger aufgetrieben, keine Schmerzen mehr. Appetit besser als gestern; Zunge etwas trocken, aber rein. Der untere Wundwinkel granulirt und eitert in Folge der stetigen Kataplasmen; diese werden weggelassen, und die Granulationen mit Lapis geätzt. Temperatur bis 38,3. Puls 96.

28. August. Gestern Abend erfolgte wieder ein weicher, reichlicher Stuhl. Abdomen noch weniger aufgetrieben; im rechten Hypochondrium, an der Stelle, wo die zahlreichsten Adhäsionen waren, fühlt man eine kleine schmerzhafte Härte; es hat sich dort ein circumscriptes Exsudat gebildet. Der untere Wundwinkel schliesst sich langsam zu, einzelne Stichkanäle rechts und links eitern ziemlich stark. Patientin konnte gut schlafen, sie ist aber seit ein paar Tagen etwas deprimirt, so dass sie, eine sonst sehr gemüthliche und geduldige Frau, oft ohne die geringste Veranlassung jammert und weint. Höchste Temperatur 37,7. Puls 84.

29. Aug. Das subjective Befinden hat sich noch bedeutend gebessert. Temperatur und Puls sind normal, Stuhlgang ist mehreremal ohne Medication erfolgt. Abdomen nicht mehr stark aufgetrieben. Aus zwei Stichkanälen entleert sich immer noch ziemlich viel Eiter beim Verbinden; der untere Wundwinkel granulirt schön und schliesst sich allmälig zu. Patientin hat keine Schmerzen mehr, schläft gut, sie ist wieder viel munterer und sogar zum Scherzen aufgelegt.

31. August. Die Temperatur ist jetzt nicht über 37,5.
Puls 76—92. Zunge feucht rein. Appetit gut. Patientin erhält
seit 2 Tagen auch Fleisch und Gemüse. Abdomen nicht aufgetrieben, ziemlich flach, nur rechts ist immer die kleine
Härte zu fühlen. Aus dem oberen Mundwinkel entleert sich
ein ganz oberflächlicher, in der Narbe selbst gelegener Abscess.
Stuhlgang immer retardirt, gestern auf Clysma 4 Stühle.

2. September. Status gut. Temperatur normal. Aus dem
obern Wundwinkel entleert sich ganz wenig seröse Flüssigkeit.

4. September. Patientin hatte gestern vorübergehend eine
Temperatursteigerung auf 38,6, wahrscheinlich in Folge re-
tardirten Stuhlgangs. Während der Nacht erfolgte zweimal
Stuhl und desshalb grosse subjective Erleichterung. Temperatur heute morgen 37,7. Puls 84. Aus dem obern Wundwinkel fliesst immer noch etwas serös-eitriges Sekret.

5. September. Die Temperatur stieg gestern auf 38,8.
Puls 100. Auf ein Clystier hat Patientin copiöse Stuhlentleerung, worauf die Temperatur Abends 38,3 betrug.

7. September. Obschon sich Patientin subjectiv wohl fühlt,
guten Appetit und Schlaf hat, besteht fortwährend etwas
Fieber; nach tüchtiger Stuhlentleerung sinkt die Temperatur
jeweilen wieder beträchtlich. Das kleine Exsudat rechts hat
sich nicht vergrössert. Gestern Mittag hatte Patientin starken
Drang zum Stuhl, in Folge dessen Schmerzen im Leibe. Heute
ist sie ganz munter. Der untere Wundwinkel eitert immer
noch etwas und wird mit Lapis touchirt.

9. September. Patientin hat gestern und heute beständig
etwas Fieber, sogar gestern Abend bis 38.8. Puls 96. Sie
wurde per vaginam untersucht, man fand ein kleines Exsudat
im Douglas'schen Raum. Um den Stuhl zu reguliren, erhält
Patientin täglich ein Clysma.

11. September. Die Temperatur geht allmälig hinunter,
heute morgen 37,7. Puls 96. Pat. hatte zwei Tage lang Priess-
nitz'sche Umschläge auf dem Abdomen, die Schmerzhaftigkeit

im Leibe ist verschwunden. Die Wunde ist in ihren unteren Partien oberflächlich immer noch nicht vereinigt; sie wird mit Plumbum tannicum-Salbe bestrichen und verbunden.

13. September. Status ziemlich derselbe, jeden Abend Fieber bis 38,6 und 38,8. Morgens jeweilen Remission. Stuhlgang ist jetzt auf Clystier regelmässig vorhanden.

15. September. Die Wunde ist jetzt ganz geschlossen und zeigt eine schöne Narbe.

17. September. Gegen Abend immer Fieber bis 38,6. Die circumscripte Härte rechts im Abdomen ist weniger schmerzhaft bei der Palpation.

20. September. Höchste Temperatur 38,0. Patientin hat heute ein Bad genommen.

26. September. Seit gestern Morgen ist der Leib etwas mehr aufgetrieben und im rechten Hypochondrium schmerzhaft, das Exsudat hat sich jedoch nicht vergrössert. Temperatur gestern Abend bis 39,2, Puls 104. Heute morgen 38,0. Puls 96. Es werden Cataplasmen aufgelegt und Decoct. chinæ verordnet.

27. September. Patientin hatte eine gute Nacht. Temperatur gestern Abend 38,6, Puls 100, heute morgen 37,5, Puls 92. Nach einer gestern vorgenommenen Untersuchung ist das Exsudat im Douglas'schen Raum ganz geschwunden. Aus der Vagina fliesst wenig reiner Eiter. Auch im Urin ist ein eitriger Bodensatz zu bemerken.

30. September. Seit einigen Tagen hat Pat. Incontinentia urinæ, subjectives Befinden gut. Abends immer noch etwas Fieber, wesshalb man Pat. trotz ihrem Wunsch nicht aufstehen lässt.

1. October. Die Temperatur war gestern wieder auf 38,5 gestiegen, heute Morgen nur 36,9. Puls 88. Gestern war das Abdomen ziemlich aufgetrieben, aber offenbar blos durch Darmcontenta; denn nach 3 Stühlen ist das Abdomen heute ganz flach. Pat. ist sehr munter, hat guten Appetit und kann gut schlafen.

7. October. Vollständige Fieberlosigkeit. Patientin ist

heute, also ungefähr 2 Monate nach der Operation, zum ersten Mal aufgestanden.

11. October. Das rechte Hypochondrium ist immer etwas schmerzhaft. Jodanstrich. Temp. normal, Puls gut. Urin beständig noch trüb, keine Incontinentia mehr.

15. October. Beständige Fieberlosigkeit und Wohlbefinden. Patientin spaziert jetzt in dem Spitalhof herum.

20. October. Gestern Abend gieng die Temperatur bis auf 38,0. Im rechten Hypochondrium ist die gleiche Stelle wieder sehr empfindlich. Heute normale Temperatur; warme Umschläge.

25. October. Die schmerzhafte Stelle rechts bietet eine circa fünf Franken Stück grosse oberflächliche Härte dar, und ist abwechselnd etwas geröthet und wieder blass.

1. November. Status gut; das kleine Exsudat lässt sich als circumscripte Härte immer noch fühlen, ist aber weniger schmerzhaft. Seit 2 Tagen klagt Patientin über sehr heftiges Jucken im ganzen Körper; man sieht an den oberen sowohl als an den unteren Extremitäten ein sehr verbreitetes Urticaria Exanthem. Die Temp. ist Abends wieder etwas erhöht, jedoch nicht über 37,9. Es ist durchaus keine Veranlassung für die Entstehung des Exanthems nachweisbar.

5. November. Die Urticaria ist wieder verschwunden, Pat. welche einige Tage im Bett bleiben musste, steht wieder auf.

10. November. Es geht ganz gut, Stuhlgang regelmässig vorhanden.

20. November. Pat. hat seit 2 Tagen wieder zuckende Schmerzen im rechten Hypochondrium. Temp. gestern Abend 37,9, sonst immer normal. Es werden nasse Umschläge gemacht.

27. November. Pat. machte gestern ohne irgend welchen Nachtheil einen kleinen Ausgang in die Stadt. Seit vorgestern trägt sie ausser Bett eine Leibbinde. Das Exsudat im rechten Hypochondrium scheint etwas grösser zu sein, ist sehr hart, aber nicht schmerzhaft. Bei der inneren Untersuchung

findet man den Uterus ziemlich beweglich, Scheiden-Gewölbe vollständig frei nach allen Richtungen. Uterus-Länge 7 centimeter.

28. November. Austritt, geheilt.

Den 28. December wurden wir während der Nacht von dem Ehemann der Patientin gerufen, wir sollten so schnell als möglich kommen, er glaube, seine Frau sei am Sterben. Sie war letzter Zeit sonst sehr wohl, war viel herumspaziert. Abends 7 Uhr bekam sie aber heftige Schmerzen im Leibe mit Brechreiz und Erbrechen. Als wir dort ankamen, fanden wir die Frau in grosser Aufregung, vor Schmerz laut schreiend und sich im Bett herumwälzend, sie hatte ungeheuer heftige Kolik-Schmerzen, das Abdomen war aufgetrieben, man fühlte und sah durch die Bauchdecken durch sehr lebhafte peritaltische Bewegungen. Das Exsudat rechts war nicht grösser geworden, Temp. und Puls normal. Pat. hatte seit ein paar Tagen wieder keinen Stuhl gehabt. Nach subcutaner Einspritzung von 0,02 Morph. mur. und Application von warmen Umschlägen verschwanden die Schmerzen vollständig. Tags darauf bekam Pat. ein Abführmittel, welches Erfolg hatte und Pat. wurde danach wieder ganz gesund. Sie beschäftigt sich jetzt mit häuslichen Arbeiten, auch besuchte sie wiederholt die gynækologische Abtheilung, so dass wir mehrere Mal Gelegenheit hatten, uns über ihren vortrefflichen Gesundheitszustand zu erfreuen.

Beschreibung der Geschwulst. *)

Der Tumor, welcher unmittelbar nach der Operation Herrn Prof. Eberth geschickt wurde, wog (nach dreimonatlicher Aufbewahrung in Alcool) 643 Gramm. Er entsprang auf der linken Seite des fundus uteri. Seine Basis besteht aus einem faustgrossen Fibroïd, welches aus glatten Muskelfasern zu-

---

*) Siehe die Abbildung.

sammengesetzt ist. Aus demselben hat sich eine sehr grosse
Cyste entwickelt, welche etwa 6 Liter einer bräunlichen, blutig
gefärbten, nicht coagulirenden Flüssigkeit enthielt; dieselbe bestand microscopisch hauptsächlich aus zahlreichen geschrumpf-
ten Blutkörperchen und Detritus-Resten, es waren keine Cholestearin-Crystalle vorhanden. — An der linken Seite der Basis
des Tumors besteht noch eine kleinere Cyste, welche mit der
grösseren communicirt.

Die Wand der Cyste ist, besonders in den oberen Partiën,
sehr dünn; gegen die Basis der Geschwulst wird sie dicker
und geht am Stiel in die dicke fibröse Masse über. Leisten-
artige Züge, die in verschiedener Richtung die Wand durch-
laufen, verdicken sie etwas und theilen ihre Oberfläche in
verschiedene Felder, die ein verschiedenes Härte-Gefühl erkennen lassen. Diese Leisten sind hervorgebracht durch Muskel-
bündel, welche an der Innenfläche überall etwas prominiren,
gegen die Basis der Geschwulst aber als Balken hervortreten
und am Stielansatz von einer Wand zur andern ziehen, so
dass sie ein den Herztrabekeln ähnliches Aussehen erzeugen.
Die Höhle des Tumors verlängert sich auf diese Weise in den
fibrösen Stiel hinein mit mehrfachen Ausbuchtungen. Die
Wand des Tumors ist beim Durchschneiden röthlich weiss,
nicht so weiss wie eine Ovarialcyste; sie lässt sich auch nicht
wie diese in einzelne Schichten spalten, sondern ist ganz homo-
gen und dicht. Ihre Innenfläche ist durchweg rostbraun,
nicht ganz eben, ohne Epithel. Die Wand besteht grössten-
theils aus glatten Muskelfasern, die dicht an einander liegen,
an einzelnen Stellen sind aber spindelförmige sarcomatöse
Zellen vorhanden. Bindegewebs-Züge und elastische Fasern,
wie sie in Ovarialcystenbälgen in Menge vorkommen, finden
sich sehr spärlich.

Die halb schematische Abbildung verdanken wir unserm
Freund cand. med. Secretan. Sie wurde theils nach der
Natur, theils nach einer schematischen Zeichnung des Herrn
Prof. Frankenhäuser ausgeführt. An der vorderen Wand des

Uterus sieht man die kleine Cyste, welche incidirt wurde, dann die Tuben, die Ovarien, die runden und breiten Mutterbänder, weiter unten die angefüllte Harnblase. An der rechten oberen Seite der Cyste zeigt ein schräger Ausschnitt die Dicke ihrer Wandung. Der Stiel wurde an der eingeschnürten Stelle, also oberhalb des Fundus, unterbunden, angeschnitten und versenkt.

III. Pathologische Anatomie.

Die fibrocystischen Geschwülste gehen bei weitem am häufigsten, darin stimmen fast alle Forscher überein, von den äusseren Schichten der Uterusmuskulatur aus, und sitzen entweder mit mässig breiter Basis auf, oder inseriren sich mit einem verschieden starken Stiel den verschiedenen Stellen des Uteruskörpers. Andere derartige Geschwülste entwickeln sich interstitiell als interstitielle Uterus-Myome gegen die Bauchhöhle, in andern Fällen drängen sich dieselben in die Uterin-Höhle, erweitern dieselbe und können durch den Muttermund hervorwachsen.; es giebt sogar seltene Fälle, in welchen gestielte Geschwülste von der Submucosa aus sich in die Uterin-Höhle entwickeln und durch den Muttermund polypenförmig hervortreten. [1]

Die von der äusseren Fläche des Uterus gegen die Bauchhöhle proeminirenden, noch mit breiter Basis dem Uterus aufsitzenden Geschwülste entwickeln sich meistens vom Fundus heraus als subperitoneale und interstitielle Geschwülste. Unter den 62 Fällen, über welche wir nach dieser Beziehung in der Literatur genauere An-

[1] Lee, loc. cit. pag 49

gaben fanden, ist der Fundus 19 Mal als Entstehungs-
ort erwähnt. Nächstdem ist es die hintere Wand des
Uterus, von der sich die Geschwülste am häufigsten entwickeln. Wir fanden einen Ausgangspunkt aus der
hinteren Wand bei 12 Fällen. Dann sind die Seiten
des Uterus oft mit Tumoren versehen, und gerade diese
Geschwülste können sich unter Umständen so zwischen
die Blätter der breiten Mutterbänder hineinschieben, dass
es selbst bei der Section schwierig sein kann, ihren Ursprung zu erkennen, und neben ihm das Ovarium oder
die Reste desselben nachzuweisen. Von der vorderen
Wand giengen die Geschwülste, und zwar meist vom
Körper mehrere Male aus.

Eine Uebersicht der Ursprungsstellen giebt folgende
Tabelle:

Fundus rechts und links	19 Mal
Hintere Wand	12 »
Vordere Wand	4 »
Rechte Seite des Uterus	3 »
Linke Seite » »	3 »
Corpus uteri	5 »
Interstitiellen	5 »
Intra-uterine	2 »
Frei in die Bauchhöhle	1 »
Mehrere doppelseitige Tumoren	2 »
Uterus ohne weitere Angaben	6 »
Keine Angaben	8 »
	70 Mal.

Die Geschwülste der hintern Wand, der vordern Wand,
der Seiten, schieben sich nach abwärts sehr häufig zwischen
Mastdarm und Vagina herunter, zwischen Vagina und Be-

ckenwand hinein, ebenso nach vorn zwischen die Blase. Die
Muttermundslippen hypertrophiren dabei, der Muttermund
klafft, ist dilatirt und gestattet oft mehreren Fingern
den Eintritt. In vielen Fällen sind die Contouren des
Uterus seitlich, vor oder hinter der Geschwulst noch
deutlich ausgesprochen und tastbar; nur wo mehrfache
Geschwülste vorhanden, geht die Form desselben in den
Tumoren verloren.

Der Uterus selbst wird, wenn sich derartige Geschwülste in ihm entwickeln, sehr oft verändert. Im
Allgemeinen verändern gestielt aufsitzende Fibrocysten,
selbst wenn sie mit einem ziemlich dicken Stiel inseriren, denselben nicht, wie wir in den Fällen von Fran-
häuser (IV und V) sehen, wo der Uterus normale Länge
hatte. In allen den Fällen, in welchen die Geschwülste
mit sehr breiter Basis dem Uterus aufsassen, war der
Uterus selbst in seiner Muskulatur verdickt, und oft in
ganz bedeutender Weise verlängert, seine Höhle erweitert und verzogen. In einem Fall (Trostenburg) betrug
die Länge des Uterus 15 centimeter, in einem andern
8 Zoll (Frankenhäuser Fall I). Im Ganzen verändern
Geschwülste, die sich aus der Uterussubstanz entwickeln,
denselben immer, sobald sie einen bedeutenden Umfang
erreichen, mögen sie als intra-uterine oder als intra-
abdominelle Tumoren erscheinen.

Die breit aufsitzenden Geschwülste zeigen verschiedene Grösse, wir selbst haben eine Cyste gesehen von
der Grösse einer Wallnuss; in anderen Fällen können
sie die Grösse eines Uterus am Ende der Gravidität erreichen. Im ganzen kann man sagen, dass diese Geschwülste zu den kolossalsten gehören, welche über-

haupt vorkommen. [1]) Hauptsächlich werden diejenigen
Geschwülste sehr gross, welche aus mehreren grösseren
Cysten zusammengesetzt sind. Wir finden Fälle ver-
zeichnet, bei welchen solche Tumoren mit sammt ihrem
Inhalt 29 Pfund (Kœberlé), 40 (Kiwisch), ja sogar bis
81 Pfund wogen (Theile).

Characteristisch für diese breit aufsitzenden Fibrocysten ist, dass ihre Grösse nicht blos durch ihren
flüssigen Inhalt bedingt ist, sondern dass eine beträchtliche solide Geschwulstmasse entweder ihre Basis bildet,
oder die einzelnen Cysten von einander trennt, oder die
Peripherie der Cyste umgiebt. Hauptsächlich in der
Nähe des Uterus findet sich der solideste Theil; das
Verhältniss des festen zum flüssigen Inhalt ist aber trotzdem ein sehr verschiedenes. In manchen Fällen finden
sich in einer soliden grossen Geschwulst, meist periphe-
risch gelagert, nur wenige maschenförmige, mit Flüssigkeit gefüllte Räume. In andern Fällen findet sich eine
grössere Cyste, die $1/5$ bis $1/2$ des ganzen Geschwulst-
Umfangs einnimmt; diese Cysten sind dann meist von
dicken Wandungen umgeben, welche nur an der äusser-
sten Peripherie etwas dünner werden.

Gar nicht so selten findet man neben einer grossen
Cyste noch eine ungemeine Menge kleinerer, von der
Grösse eines Gerstenkorns bis zu der einer Kastanie; Cru-
veilhers nannte diese Tumoren corps fibreux à géodes;
auch solche kleine Cysten communiciren schon oft mit
einander.

---

[1]) Schuh, loc. cit. und Virchow loc. cit. pag 204.

Endlich finden sich aber auch oft mehrere grössere
Cysten nebeneinander gelagert, welche härtere Gewebsmasse von einander trennen, und die durch eingeschnürte Stellen mit einander communiciren, so dass
mehr als ⅔ und ¾ des Geschwulst-Umfanges von Hohl-
räumen gebildet wird. Nur sehr selten scheint die ganze
Geschwulst bis auf eine mässig dicke Wand zu einer
Höhle mit flüssigem Inhalt umgebildet zu werden. (Demarquay, Sims, Albers, Frankenhäuser II).

In vielen Fällen, da wo sich kleine Hohlräume in
solider Gewebsmasse eingeschlossen finden, lässt sich von
einer Wand der Cyste kaum reden. Nur wenn sie nach
aussen hervortreten, bildet sich eine solche, die dann an
der Basis der Geschwulst dicker ist, als an der Peripherie ; oft erscheint sogar nur eine einzige Stelle deutlich elastisch, ist leichter eindrückbar als die der Basis
nähern, festeren Wände, und erscheint dann dem drü-
ckenden Finger als eine nabelförmige Vertiefung : in
sehr seltenen Fällen [1]) werden dann die Wände so ausserordentlich dünn, dass sie nur noch aus dem Peritonæum
zu bestehen scheinen. Liegen mehrere grössere Cysten
neben einander, so sind dieselben meist durch sehr harte
Brücken von einander getrennt. Finden sich an einem
Uterus kleine Cysten mit einer dünnen fibrösen Schicht,
so pflegen dieselben gestielt zu werden. Sie bilden sich
unter dem Peritonæum des Uterus.

Die Höhle der Cysten zeigt eine verschiedene Gestalt und verschiedenes Aussehen, sie ist bald rundlich,

---

[1]) Wells, loc. cit., pag. 352.

bald zeigt sie Ausbuchtungen, Divertikel, Kanalbildungen
nach verschiedenen Richtungen; besonders gegen die
Basis hin finden sich oft trichterförmige Gänge, die von
Trabekeln, den Herztrabekeln ähnlichen Bildungen, umgeben sind. Solche Muskelbalken und Muskelplatten machen auch die innere Oberfläche der Cyste an den ver-
schiedensten Stellen proeminiren, vorzüglich gegen die
Basis hin, und erscheinen als rippenähnliche Leisten, die
an der Basis höher und breiter, gegen die verdünnten
Stellen niedriger und schmäler werdend verlaufen. Lö-
cher und Kanäle führen nicht selten aus einem Cysten-
raume in den andern. Im Allgemeinen zeigen die ganz
kleinen Cysten, und die ganz grossen, eine mehr rund-
liche Form, mittelgrosse unregelmässige Höhlenbildung.

Sehen wir von den balkenförmigen Vorsprüngen ab,
so ist die Innenfläche glatt, schleimhautähnlich, in
kleinen Cysten weisslich, in grossen meist röthlich, und
stellenweise rostbraun gefärbt. Es werden zwar auch
Fälle beschrieben, in welchen die Innenfläche der Cysten
nicht glatt war, und ihre Gewebselemente fetzig und
membranenartig in der Flüssigkeit flottirten, doch handelte es sich hier meist um Fälle, in welchen Jauchung
der Höhle bestand, oder sarcomatöse Umwandlung des
Gewebes stattgefunden hatte. In dem von uns selbst
gesehenen Falle, war die Innenfläche durchaus scharf
begrenzt, ohne aber ganz eben zu sein, wie mit einem
stellenweise erhabenen Muster bedeckt.

Mit Epithel war die Innenfläche, mit Ausnahme weniger Fälle, nicht bedeckt, wir haben darüber nur zwei

Angaben gefunden. Dr. Gordon [1]) fand, in einem von
Spencer Wells operirten Fall, eine Cyste, deren innere
Wand mit Epithel belegt war, aber nur ein Ovarium
wird als vorhanden erwähnt, die Wand der Cyste soll
in Schichten spaltbar gewesen sein. Uns will aber der
Fall der Beschreibung nach, immer als eine Combination
von einem grossen fibrocystischen Tumor mit Ovariencyste imponiren. Auch Ranvier und Malassez [2]) haben
in den kleinen Cysten der corps fibreux à géodes ein
pflasterförmiges Epithel gesehen, welches auf ganz frischen
Præparaten, von einer Gastrotomie herrührend, demonstrirt
werden konnte. Wir haben nichts derartiges gefunden,
und uns erscheinen diese Angaben desshalb etwas zweifelhaft, weil die glatten Muskelfasern, welche die Innenfläche bilden, sich epithel-ähnlich anordnen können und
vielleicht für solche genommen worden sind; die vielen
negativen Befunde sprechen sehr gewichtig dagegen.

Nach aussen verwachsen die Geschwülste sehr leicht
mit den sie umlagernden Organen des Unterleibes. Ad-
h æ s i o n e n kommen augenscheinlich viel leichter als
bei Ovarial-Tumoren zu Stande. Im Allgemeinen pflegen
alle dünnwandigen grösseren Cysten (desshalb vor allem
die gestielten subperitonealen) leicht mit der Umgebung
zu verwachsen; viel seltener geschieht das bei den kleinen
und den interstitiellen, die eine dicke Wand haben. In
der Literatur fanden wir in dieser Richtung folgende
Nachweise, wenn wir blos die Fälle berücksichtigen,
in welchen die Gastrotomie gemacht wurde.

---

[1]) Spencer Wells, loc. cit. pag. 352.
[2]) Péan, loc. cit., pag. 35.

Unter 33 Gastrotomien, welche wegen fibrocystischen Geschwülsten ausgeführt wurden, konnten wir in
8 Fällen keine genaueren Angaben betreffend diesen
Punkt finden. In 20 Fällen dagegen waren Adhæsionen,
und blos 5 mal keine vorhanden. Es fanden sich:

Adhæsionen mit	Netz und Bauchwand		3	Mal
»	»	Netz und Darm	3	»
»	»	Dickdarm	1	»
»	»	Dünndarm	1	»
»	»	Netz	1	»
»	»	Bauchwand und rechte fossa iliaca	1	»
»	»	Rectum u. fossa iliaca	1	»
»	»	Hintere Wand der Vagina und coll. ut.	1	»
»	»	Breite Mutterbänder	2	»
Geringe Adhæsionen			1	»
Zahlreiche Adhæsionen			5	»

Betrachten wir die einzelnen Formen, unter denen
die Fibrocysten auftreten, so sind g e s t i e l t e G e -
s c h w ü l s t e nicht selten, und können auch schon als
kleine Tumoren deutliche Cysten bilden, wie der Fall
Furrer (V) beweist, wo neben einer ganz grossen gestielten Cyste sich noch eine kleine, nur wallnussgrosse,
zwar noch ungestielte Cyste, aber unmittelbar unter dem
Peritonæum vorfand, die keine dicke Wand hatte. Sie
haben alle das gemeinsam, dass sie aus e i n e r Höhle
bestehen und oft ausserordentlich dünnwandig werden.
Es können mehrere Cysten nebeneinander vorkommen,

sie sind aber auch häufig combinirt mit festen Uterus-myomen.

Unter den Fällen, welche wir in der Litteratur fanden, kommen 12 mal gestielte subperitoneale Fibro-cysten vor. Der Stiel gieng ans:

Vom fundus	4 Mal
von der vorderen Wand	1 »
von der hinteren Wand	2 »
von der linken Seite	2 »

In den 3 übrigen Fällen ist der Ausgang des Stieles nicht genau beschrieben.

Die Dicke des Stieles wechselt zwischen dem Durch-messer eines Mannesdaumens (Fall Müller IV) und dem-jenigen eines Zweithalerstücks. Ueber die Länge des Stieles ist nicht viel mitgetheilt, aber es geht aus der Behandlung desselben bei operativen Fällen hervor, dass er meist kurz war, und nur eine eingeschnürte Stelle eines Fibroïdes darstellte. Bei der Entfernung der Cysten blieb desshalb meist ein Stückchen Tumor am Uterus. Solche gestielte Cysten können sogar, nach allmä-liger Verdünnerung und Trennung des Stieles, frei in die Bauchhöhle sich weiter entwickeln, indem sie sich durch gefässführende Adhæsionen ernähren, wie ein Fall von Péan [1]) es deutlich zeigt: « En raison de la nature de la tumeur et de ses connexions avec l'utérus, il est infiniment probable, que j'avais en affaire à un corps fi-breux sous-péritonéal, dont le pédicule excessivement mince s'était rompu à une époque indéterminée, le néo-

---

[1]) Péan, loc. cit., pag. 151.

plasme ayant continué à vivre et à s'accroître par l'intermédiaire de sa membrane d'enveloppe.»

Die interstitiellen und breit aufsitzenden Fibrocysten kommen am häufigsten vor; sie haben meist dicke Wände, sind manchmal noch von Uterussubstanzen überzogen, andere Male haben sie sich theilweise aus demselben herausgeschoben; sie bestehen sehr oft aus vorwiegend fester Masse, zeigen häufig viele Höhlen, die allerdings nicht selten mit einander communiciren. Diese Geschwülste in so inniger Verbindung mit dem Uterus, machen denselben hypertrophisch, sie wachsen oft sehr rasch und können wohl am leichtesten von Ovarial-Tumoren unterschieden werden. Sie entwickeln sich vorzüglich nach Aussen in die Bauchhöhle, so dass sie schmäler und höher erscheinen.

Die zwei intra-uterinen Fibrocysten (von Gusserow und Baker Brown) scheinen ebenfalls interstitiell gewesen zu sein und haben sich nur nach der Uterushöhle vorgedrängt; dieselben waren ungestielt.

Was den Cysteninhalt anbetrifft, so ist die Flüssigkeit, welche sich in Fibrocysten findet, sehr verschieden beschrieben worden. In den meisten Fällen war sie bräunlich, blutig gefärbt. Andere Male aber war sie hellgelb, citronenfarbig, und rasch coagulirend, sobald dieselbe der Luft ausgesetzt wurde. Unter den Fällen, welche wir in der betreffenden Litteratur aufgefunden haben, trat eine Coagulation des Inhaltes 10 Mal ein. Auffallend ist, dass Atlee, in fast sämmtlichen Fällen von fibrocystischen Geschwülsten, die er publicirte, ein Gerinnen der Flüssigkeit beobach-

tete, so dass er sogar behauptet [1]), dass der Inhalt der
Uterincysten immer an der Luft gerinne, weil es Blut-
flüssigkeit sei ; er sieht desshalb dieses Coaguliren als ein
wichtiges diagnostisches Moment an. Kœberlé hält die Flüssigkeit dagegen für Lymphe, und nimmt an, dass die corps
fibreux à géodes durch die progressive Erweiterung der
Lymphgefässe zu Stande kommen. Unter drei Fällen,
welche sich in unserer Dissertation befinden, und welche
punctirt oder exstirpirt wurden, ist ein einziges Mal Gerinnen der Flüssigkeit beobachtet worden ; in den zwei
andern Fällen war die Flüssigkeit dunkelroth, dünnflüssig, nicht fadenziehend und nicht coagulirend.

Die Flüssigkeit enthält gewöhnlich viel Eiweiss, zahlreiche Blutkörperchen, Fettkügelchen. In einem Fall
sollen zahlreiche Cholestearin-Crystalle gefunden worden
sein. Nur Kœberlé macht diese auffallende Angabe ; in
allen übrigen Fällen ist Cholestearin nie gefunden worden.
Routh hat dagegen Harnsäurecrystalle gefunden.

Eine spontane Berstung der Cysten mit Anstritt
des Inhaltes in die Bauchhöhle findet sehr selten statt.
Nur zwei Fälle sind uns bekannt, den einen beobachteten Zeller und Anderson, den andern Beatty.

Dass in den Fibrocysten auch Entzündung und
Eiterung auftreten kann, beweist der Fall von Routh,
wo man in einer Cyste reinen Eiter fand. Sarcomatöse
und myxomatöse Degeneration wurden von Neugebauer

---

[1]) Spiegelberg in Volkmann's Sammlung klinischer Vorträge,
Nr. 55, pag. 13.

und Virchow [1]) beobachtet. In einzelnen Fällen ist augenscheinlich die Cystenbildung durch fettige Degeneration zu Stande gekommen,

Einzelne Beispiele sprechen dafür, dass in mehreren kleinen Myomen die Neigung zur Cystenbildung auftreten kann, dass daneben aber noch festere einfache Fibroïde bestehen können. Endlich beobachtete man Fibrocysten neben verkalkten Uterus-Myomen.

Ueber die Entwicklung dieser Neubildungen wollen wir, da wir aus eigener Erfahrung nicht viel dazu beitragen können, uns kurz fassen. Viele Autoren nehmen an, dass die Cysten entstehen durch Hæmorrhagien in myomatöses Gewebe, wir sind nicht der Ansicht. Es ist möglich, dass, wenn einmal ein Hohlraum besteht, derselbe durch einen Bluterguss ausgedehnt wird; aber es sind zu viel Fälle bekannt, in denen ganz kleine Cysten und mittelgrosse sich fanden, mit klarem Inhalt; dieser Inhalt muss in unserem Fall als ein intercellularer aufgefasst werden, der sich bei einer sarcomatösen Umänderung des Muskelgewebes entwickelte.

Virchow ist geneigt, die Bildung dieser Hohlräume durch Verfettung von glatten Muskelfasern zu erklären, auch dafür ergeben unsere Fälle keine Anhaltspunkte.

Wenn es richtig ist, dass auch Cholestearin in solchen Cysten gefunden worden ist, so muss man wohl annehmen, dass überhaupt verschiedene Gewebsmetamorphosen, Verfettung, myxomatöse, sarcomatöse, colloïde Entartungen, Hohlräume in Myomen hervorrufen können.

---

[1]) Loc. cit., pag. 205.

Sind diese Hohlräume einmal entstanden, so transsudirt aus den Gefässen Blutserum und dilatirt dieselben mechanisch; hinzutretende Blutergüsse wirken nicht selten, wenn auch nicht immer, dazu mit. Es ist desshalb erklärlich, dass der Inhalt einen so verschiedenen Befund ergab, dass aber doch, in den meisten Fällen, eine Flüssigkeit gefunden wurde, die dem Blutserum ähnlich war. Ob einfache Oedeme, die ja gewiss häufig vorkommen, die Veranlassung zu förmlicher Cystenbildung geben, ist uns immer noch einigermassen zweifelhaft. Man sieht so häufig das An- und Abschwellen, und das Weicher-werden von Geschwülsten, was sich doch kaum anders als durch Oedeme des Tumors erklären lässt, und doch so selten die Cystenbildung, dass das wohl zwei Vorgänge sind, die nicht identisch sein können. Wie Epithel in solchen Höhlen entstehen soll, ist nicht recht begreiflich, wenn man nicht ihre Entstehung von Lymphgefässen her annimmt.

IV. Aetiologie.

Die Aetiologie der fibrocystischen Tumoren ist, ebenso wie die Aetiologie der einfachen Fibroïde, eine sehr dunkle, und wir werden uns desshalb bei diesem Kapitel nicht lang aufzuhalten brauchen. Die E r b l i c h k e i t zunächst, die für die Aetiologie der Fibroïde von so grosser Wichtigkeit ist, wird zwar gewiss auch für diese Form der Geschwülste von Bedeutung sein, aber das Material, welches zur Verfügung steht, ist noch zu klein, um nach dieser Richtung Anhaltspunkte zu geben, und wir dürfen desshalb wohl auch unsere negativen Resultate nicht so hoch anschlagen. Wir haben in den schon publicirten Fällen keine Gewähr dafür gefunden, dass verwandtschaftliche Verhältnisse massgebend wären; auch in den in unserer Dissertation publicirten Fällen haben wir, trotz ganz genauer Anamnese, niemals etwas Klares über diesen Punkt herausbekommen.

Was das A l t e r anbetrifft, so finden wir, dass die fibrocystischen Tumoren, wie auch die Fibroïde, am häufigsten in der sexuellen Thätigkeitsperiode des Weibes vorkommen. Rechnen wir das Alter der Patientinnen von den ersten Symptomen der Erkrankung an, so finden wir unter 41 genau beobachteten Fällen, in denen ausreichende Angaben über das Alter notirt sind:

1 Fall im 19. Jahr

7 Fälle im 20.—30. »

19 » » 30.—40. »

14 » » 40.—50. »

Rechnen wir dagegen von dem Moment an, wo die Patientinnen in ärztliche Behandlung kamen, so finden wir, unter 51 Fällen folgendes Resultat:

Von 20—30 Jahren 8 Mal

» 30—40 » 17 »

» 40—50 » 23 »

» 50—53 » 3 »

─────

51 Mal.

West[1]) giebt in seiner Gynækologie eine Tabelle über das Alter von 133 Fällen, in denen Frauen an Fibroïden des Uterus erkrankt waren; es schien uns nicht uninteressant zu sein, unsern Lesern diese Tabelle zur Vergleichung mit der unsrigen wiederzugeben:

Von 20—30 Jahren 26 Fälle

» 30—40 » 44 »

» 40—50 » 47 »

» 50—60 » 15 »

» 72 » 1 »

─────

133 Fälle.

[1]) Leçons sur les maladies des femmes, traduites par Mauriac 1870, pag. 328.

Die Fibrocysten kommen am allerhäufigsten zwischen dem 30. und 50. Jahre vor, aber doch nicht allzu selten schon zwischen dem 20. und 30. Man ersieht daraus, dass im Ganzen Frauen mit fibrocystischen Tumoren nicht alt werden, oder dass die Umbildung in Cysten, in der klimakterischen Periode nicht mehr vorkommt; es spricht das sehr gegen die Annahme, dass die Cystenbildung ein Rückbildungs-Stadium sei.

Kœberlé [1]) giebt an, dass diese Geschwülste nicht vor dem 30. Altersjahr sich entwickeln; dass das nicht ganz richtig ist, ergiebt unsere Tabelle, in Wirklichkeit hatten 6 von den 51 oben angegebenen Fällen das 30. Altersjahr noch nicht erreicht.

Eine statistische Vergleichung hat aber hier entschieden weniger Werth als unter manchen andern Verhältnissen. Eine ganze Reihe sorgfältig untersuchte Fälle hat uns gelehrt, dass Fibroïde selbst bei ganz jungen Frauen beobachtet werden. Je geschickter und sorgfältiger ein Gynækolog im Untersuchen ist, um so häufiger findet er Fälle von Fibroïden in den ersten Stadien ihrer Entwicklung. Die längere Erfahrung des Herrn Prof. Frankenhäuser belehrt darüber, dass Symptome dieser Geschwulstbildung in ihren Anfangsstadien oft falsch gedeutet, erst später in der weiteren Entwicklung vollständig aufgeklärt werden. Man sieht manche Kranke, die anfangs nur an sehr beträchtlicher Menstruation leidet, und in Folge dessen anæmisch wird;

---

[1]) Loc. cit. pag. 164.

die aufgefundenen Erosionen genügen zunächst für die
Erklärung der Erscheinung; erst wenn man die Kranke
nach Jahr und Tag wiedersieht, entdeckt man oft die
Geschwulst.

Ein anderes Moment kommt bei der Aetiologie noch
in Betracht. Man glaubte früher allgemein, dass u n -
v e r h e i r a t h e t e Frauen, mehr als verheirathete zur
Fibroïd-Erkrankung disponirt wären; diese Angabe erwies sich nach sorgfältigen Beobachtungen als falsch,
wie die Tabellen von West ergeben. Dennoch hat später
Virchow nach seiner Erfahrung behauptet, dass er doch
die fibroïden Tumoren mit der Unthätigkeit des sexuellen
Systems in Verbindung bringen müsse. Wir hingegen
fanden Fibroïde und fibrocystische Tumoren am häufigsten bei verheiratheten Personen.

Unter 44 Fällen von Fibrocysten fanden sich:

Verheirathete Frauen   31
Unverheirathete   13.

Bemerkenswerth ist, dass unter den 31 Verheiratheten fünf Mal Sterilität vorhanden war, und einmal eine einzige Conception, welche mit Abortus endete. Sonst hatten die meisten dieser verheiratheten
Frauen mehrere Kinder.

Möglich ist es sogar, dass die veränderten Nutritions-
Verhältnisse des Uterus bei der Gravidität eine Præ-
disposition zur Erkrankung geben, indem die Patientinnen nicht selten erst nach einer Geburt, oder einem
abgelaufenen Abortus auf die Geschwülste aufmerksam
wurden.

In einigen Fällen gaben die Patientinnen t r a u -

m a t i s c h e Einflüsse [1]), zum Beispiel wiederholtes
Stossen gegen einen harten Gegenstand, als Moment
für die Entstehung ihres Leidens an; diese Ursache ist
freilich sehr zweifelhaft und ebenfalls bei vielen andern
Geschwülsten erwähnt. Wichtiger scheint uns die Disposition zu Fibroïd - Erkrankung zu sein; so exstirpirte
Spencer Wells [2]) ein Cystofibroïd des Uterus bei einer
Frau, welcher 11 Jahre früher der halbe Unterkiefer
wegen einer fibrösen Geschwulst resecirt worden war.
Dieser Fall steht übrigens vereinzelt da; wohl aber
finden sich Fibroïden und Fibrocysten des Uterus sehr
häufig zusammen, und das ist auch wohl der Grund,
warum wir eine verhältnissmässig grosse Zahl von Fibrocysten in Zürich gesehen haben, wo Fibroïde als
eine der häufigsten Frauen - Erkrankung beobachtet
werden.

Augenscheinlich liegen hier prædisponirende Momente vor, die noch nicht hinreichend erforscht sind;
aber es ist gewiss eine auffallende Thatsache, dass wir
in 2 Jahren· (1. Juni 1872 bis 1. Juni 1874) in der
gynækologischen Abtheilung (Klinik und Poliklinik)
unter 672 Patientinnen 36 Mal Fibroïde beobachtet
haben, also 5,36 %. · Darunter waren Fibroïde von
kolossalen Dimensionen, und eine Menge Fälle, in denen
sie multipl auftraten. Professor Frankenhäuser hat in

---

[1]) Sims. Ovariotomie, pag. 59.
[2]) Die Krankheiten der Eierstöcke, ihre Diagnose und Behandlung, übersetzt von Dr. Paul Greuser. Leipzig 1874. Pag.
141, dabei eine Abbildung.

seinen klinischen Vorträgen seine Zuhörer wiederholt
aufmerksam gemacht, wie gross der Unterschied in der
Häufigkeit des Vorkommens dieser Geschwülste in Thü-
ringen und in Zürich war; dort gehören sie zu den
seltensten Frauen-Krankheiten, und hier fast zu den
allerhäufigsten. Zu bemerken wäre hier vielleicht noch,
dass auch S a r c o m e des Uterus, eine sonst seltene
Krankheit, ebenfalls hier ungewöhnlich oft vorkommt,
und da in manchen Fällen von Fibrocysten eine Meta-
plasie des Gewebes in Sarcomzellen beobachtet wurde,
so wäre vielleicht nach einer gemeinsamen Entstehungs-
Ursache dieser Geschwulstformen zu forschen. Professor
Frankenhäuser hat den Eindruck, dass die Fibroïde sich
bei anæmischen, schlecht genährten Personen häufiger
entwickeln, als bei den frischen, vollsaftigen Frauen.

Die fibrocystischen Tumoren sind, irrthümlicherweise.
bis vor Kurzem von den Gynækologen als eine sehr
seltene Krankheit betrachtet worden. Storer [1] hingegen
sagt schon im Jahre 1866, dass es eine ziemlich häufige
Krankheit sei. In der That, wenn wir die zahlreichen
in den letzten Jahren publicirten Fälle durchsehen,
können wir uns nicht enthalten, zu glauben, dass diese
Tumoren viel häufiger vorkommen, als man es gewöhnlich annimmt. Péan und Urdy [2] geben das Verhältniss
in der H ä u fi g k e i t des Vorkommens gegenüber Ovarial-
Tumoren als 1,83 %. Gegenüber Fibroïde existirt bis
jetzt keine Zusammenstellung; wir haben unter 36

---

[1] Americ. Journal of med. sciences 1866.
[2] Loc. cit. pag. 81.

Fibroïden 2 Mal (Fall IV und V) fibrocystische Geschwülste beobachtet, die übrigen 3 Fälle vertheilen sich
auf eine sehr grosse Anzahl Kranker, so dass wir nicht
im Stande sind, ein genaues Verhältniss zu setzen.
Da man aber erst seit nicht sehr langer Zeit auf diese
Tumoren aufmerksam wurde, sind wir überzeugt dass
manche, bis jetzt nicht publicirte Fälle, noch zum Vorschein kommen werden und dass ihre Häufigkeit gegenüber Ovarial-Tumoren und Fibroïden eine etwas grössere
werden wird.

Gegenüber den von so zuverlässigen Forschern ge-
machten Angaben über das Vorkommen von Fibrocysten
muss die in neuester Zeit von Boinet[1]) ausgesprochene
Ansicht, dass die fibrocystischen Tumoren des Uterus
überhaupt nicht existiren, als eine sehr gewagte Aeusse-
rung erscheinen. Er behauptet, es seien multiloculäre
Ovarialcysten, welche mit dem Uterus und den Nachbar-
organen durch sehr innige Verbindungen zusammen
gewachsen sind; er sagt sogar: [2])

»Nous étudierons d'une manière toute particulière
ce genre de tumeur, qui selon nous, appartient aux
kystes de l'ovaire et non aux fibromes de l'uterus, et
nous chercherons à démontrer que ces prétendues tumeurs fibro-cystiques ne sont que des kystes multilocu-

---

[1]) De la Gastrotomie dans les cas de tumeurs fibreuses uté-
rines, interstitielles, péri-utérines et dans les tumeurs dites fibro-
cystiques.

Gazette hebdomadaire 1873.

[2]) Loc. cit. pag. 118.

5

laires de l'ovaire dans des conditions particulières de transformations pathologiques et de développements.« Boinet, wie schon vor ihm S a v o r y, gründet seine Ansicht blos auf litterarische Angaben; er selbst hat keinen einzigen Fall beobachtet. Allerdings möchten wir Herrn Boinet vollständig Recht geben, wenn er sagt, dass viele Fälle schlecht beschrieben sind, und dass sogar hie und da in den Krankengeschichten nicht einmal der Zustand der Ovarien angegeben wird; hingegen sind in anderen Fällen die Ovarien ganz gesund gefunden worden, und es bleibt dann Herrn Boinet, um seine Ansicht zu halten, nichts anders übrig, als ein drittes, krankhaft afficirtes Ovarium anzunehmen, was er wohl nicht zugeben wird. Nur ein einziger Blick auf das Bild, welches sich am Ende dieser Dissertation befindet, zeigt, dass die Existenz der Fybrocysten des Uterus von Fachmännern nicht in Zweifel gezogen werden kann, welche nicht grundsätzlich alles das läugnen, was sie nicht selbst gesehen haben. Uebrigens hätte Herr Boinet, wie es uns scheint, auch in Betracht nehmen können, dass Operateure wie Spencer Wells, Atlee, Kœberlé, auch als gute Beobachter bekannt sind, und wohl im Stande waren zu unterscheiden, ob ein Tumor uteriner oder ovarieller Natur sei.

Der Fall von Spencer Wells [1] (operirt am 17. Juni 1859), welchen Herr Boinet in seiner Arbeit wiedergibt, beweist eben, dass eine Cyste neben einem fibrösen Tumor auch im Ovarium sich finden kann.

---

[1] Krankheiten der Ovarien übersetzt von Küchenmeister. 1. Band, pag. 31.

Nach den Angaben von Péan und Urdy sollen die
subperitonealen Fibrocysten des Uterus bedeutend häufiger sein als die interstitiellen, und diese letztern
wiederum häufiger als die intrauterinen vorkommen.
Péan nimmt an, dass die Ursache dieser Erscheinung auf
einen mechanischen Druck zurückzuführen ist. Unserer
Auffassung nach ist das nicht richtig, viele von den
später subperitoneal gelagerten Tumoren waren, wie es
sich für manche Fälle noch nachweisen lässt, im Beginn
interstitiell, und in der Nähe des Uterus wird eine solche
Geschwulst noch oft von einer Schichte uterinen Gewebes
bedeckt. Wir selbst publiciren einen Fall von interstitieller, fibrocystischer Geschwulst, welche einen grossen
Umfang erreichte; wir glauben desshalb, dass für die
Entwicklung der Cyste ein anderes Moment massgebend
sein muss, als ein grösserer oder geringerer. Druck.

V. Symptomatologie.

Die Symptome der Fibrocysten des Uterus sind theils dieselben wie bei Ovarialcysten, theils wie bei einfachen Fibroïden, je nachdem der Tumor mehr einer cystischen oder einer soliden Geschwulst in ihrem Baue sich nähert. Je mehr die feste Masse vorwiegt, um so ähnlicher werden die Symptome denen der Myome, je mehr sie zurücktritt gegenüber der Höhlenbildung, um so ähnlicher den bei Ovarialtumoren beobachteten.

Gewöhnlich werden die Kranken durch eine Auftreibung des Abdomens, welche allmählig immer mehr zunimmt, zuerst auf ihr Uebel aufmerksam gemacht. Manchmal, wie wir es später noch sehen werden, wächst die Geschwulst anfangs sehr langsam, dann auf ein Mal ganz rapid. Ist der Umfang des Abdomens ein bedeutender, so kommen alle die Symptome der grossen Ovarialcysten vor. Beengung, Herzklopfen, Gefühl von Spannung, von Druck im Abdomen, Appetitlosigkeit, Brechneigung. Hie und da schwellen die Brustdrüsen an und es lässt sich Milch aus denselben herauspressen. (Fall II).

Die subperitonealen Fibrocysten, wenn sie nicht sehr
gross, sind gewöhnlich nicht mit S c h m e r z e n begleitet;
höchstens klagen die Patientinnen von Zeit zu Zeit über
Kreuzweh, besonders während der Menstruation; bei
interstitiellen und intrauterinen dagegen können sich
die heftigsten Wehen einstellen. In dem Falle, welchen
Prof. Gusserow operirte, traten die Schmerzen paro-
xysmenweise auf; die Anfälle waren so heftig, dass
Patientin dabei beinahe den Eindruck einer Tobenden
machte. Nach kurzer Zeit hören diese Schmerzen vollständig auf, zeigen sich aber häufig nach mehr oder
weniger langer Pause wieder. Sie werden durch krampf-
hafte Zusammenziehungen der Uterusmuskulatur verursacht.

Auffallend wenig wird die P e r i t o n i t i s während
der Periode der Entwicklung der Geschwülste erwähnt,
und doch zeigen, wie schon bei der anatomischen Beschreibung erwähnt wurde, diese Geschwülste ganz
ausgedehnte Adhæsionen mit verschiedenen Organen;
dieselben müssen sich also gewöhnlich wohl ohne besondere schmerzhafte Vorgänge bilden, da die Oberfläche dieser Tumoren augenscheinlich geeigneter zu
adhæsiven Verklebungen ist, als die der Ovarialtumoren,
bei welchen die Peritonitis mit ihren Symptomen so oft
zu finden ist.

In einzelnen Fällen ist ein zeitweiser w ä s s e r i g e r
A b g a n g , hauptsächlich während der Schmerzen-An-
fälle, beobachtet worden. Fluor albus kommt hier
nicht häufiger als bei anderen Uterin-Erkrankungen vor.

Nimmt der Tumor an Umfang sehr zu, so klagen

die Kranken nicht selten über Schmerzen in den unteren
Extremitäten; auch kommen dann Circulations-
Störungen vor; Oedem der Füsse, varicöse Venen-
Erweiterungen sind häufig beobachtet worden. Es stellen
sich Ascites, Hydrothorax ein, und die Kranken gehen
allmählich in einem marastischen, elenden Zustand zu
Grunde. Ascites und Hydrothorax kommen am schnell-
sten und am hochgradigsten vor, wenn die Geschwülste
sarcomatös degeneriren.

Die Menstruation kann bei den gestielten
subperitonealen Fibrocysten durchaus normal vorhanden
sein; bei breit aufsitzenden beobachten wir dagegen
häufig Menorrhagien, welche schon den Verdacht
auf eine uterine und nicht auf eine ovariale Erkrankung
erwecken muss.

Bei interstitiellen Tumoren kann die Menstruation
ungemein profus werden; ja es kann zu heftigen
Metrorrhagien kommen, welche nicht aufhören
und den Tod durch Anæmie herbeiführen. (Fälle von
Cruveilhier, Tanner, Frankenhäuser II.)

Die Menstruation kann aber auch eine Zeit lang
vollständig sistiren und dann regelmässig wiederkehren.
Oft ist das Blut, wie es überhaupt bei Uterin-Geschwulst-
bildung vorzukommen pflegt, nicht dünnflüssig, sondern
coagulirt; (es gehen kleinere und grössere Gerinnsel ab.)

In einzelnen Fällen geben die Kranken an, dass
der Tumor während der catamenialen Periode an Grösse
zunimmt. In dem Fall IV, wo die Frau ebenfalls diese
Angabe gemacht hatte, war es uns unmöglich, eine
Grössen-Differenz während und ausser der Menstruation

zu constatiren, wir wollen aber die Möglichkeit dieser
Thatsache nicht abläugnen, und dieses um so weniger,
als dieselbe bei Fibroïden so häufig beobachtet wird.
Gefässgeräusche sind in einzelnen Fällen gehört
worden (Koeberlé, Péan, Frankenhäuser II), doch im
Ganzen verhältnissmässig selten. Die Funktionen der Blase und des Mastdarms sind,
bei nicht beträchtlichen Tumoren, gewöhnlich nicht
gestört. Haben aber die Geschwülste einen grossen
Umfang erreicht, so sieht man Obstipation und Urinretention eintreten.

Die Entwicklung von Fibrocysten des Uterus scheint
nicht besonders zur S t e r i l i t ä t zu disponiren (unter
31 Fällen fanden wir sie 5 Mal notirt), dagegen ist
nicht selten bei solchen Geschwülsten A b o r t u s beobachtet worden. Durch ein solches Ereigniss kann auch
wohl der Verdacht eines Uterin-Tumors erweckt werden.
In dem Fall Müller (IV) kam, seit den ersten Symptomen
der Erkrankung, 2 Mal Abortus vor; im Fall Neugebauer
abortirte die Frau 4 Mal. Dauert aber die Schwangerschaft bis zu ihrem normalen Ende, so geben die Fibrocysten nicht selten Veranlassung zu ungemein schwierigen
Geburten. Solche Fälle von D y s t o k i e n sind überhaupt unter die schwierigsten zu rechnen, welche einem
Arzte je vorkommen können, ebensowohl in Beziehung
auf die Diagnose, welche bei der bedeutenden Ausdehnung des Uterus, nicht leicht richtig zu stellen ist, als
in Beziehung auf die Therapie. So sehen wir auch in
den 4 Fällen, welche wir in der Literatur gefunden
haben, die meisten Kinder bei der Geburt, sämmtliche
Mütter nach ein paar Tagen zu Grunde gehen.

Die objective Symptomatologie wird am besten bei der Besprechung der Diagnose ihren Platz finden.

Was die D a u e r der Erkrankung anbetrifft, so ist zu bemerken, dass die fibrocystischen Geschwülste gewöhnlich anfangs sehr langsam zunehmen; dann aber, nachdem die Geschwulst mehrere Jahre hindurch fast in gleicher Grösse beobachtet wurde, fängt sie an sehr rasch zu wachsen. Innerhalb eines Jahres, 6 Monaten, 3 Monaten sogar nimmt das Abdomen kolossale Dimensionen an. Schon Cruveilhier macht auf dieses plötzliche rapide Wachsthum aufmerksam. Im Ganzen fanden wir, dass die Fibrocysten des Uterus gewöhnlich nicht so lange dauern als die einfachen Fibroïde, dass sie aber auch länger als die Ovarialcysten bestehen können, ohne dass das Leben der Patientinnen in Gefahr gebracht wurde. Unter 45 Fällen fanden wir folgendes Resultat:

Mehrere Monate	2 Fälle	
1 Jahr	4 »	
15 Monate	1 »	
17 Monate	1 »	
2 Jahre	7 »	
3 »	7 »	1 Mal seit 6 Monaten sehr rapid gewachsen.
4 »	1 »	
5 »	3 »	1 Mal seit 6 Monaten sehr rapid gewachsen.
6 »	2 »	
7 »	6 »	
8 »	2 »	1 Mal seit 6 Monaten sehr rapid gewachsen.

9 Jahre 1 Fall

10 » 6 » 1 Mal seit 3 Monaten
sehr rapid gewachsen.

Mehrere Jahre ohne
weitere Angaben 2

_____

45

Die Dauer der Erkrankung variirt also zwischen mehreren Monaten und 10 Jahren; am häufigsten dauern die Geschwülste, 2, 3, 7 und 10 Jahre.

Auch bei den Fällen, welche nach einer Gastrotomie oder nach einer Punction lethal verliefen, bei welchen zwar nicht vorauszusehen ist, wie lange die Kranken noch hätten leben können, ist es doch anzunehmen, dass die Operationen nur unter dringenden Indicationen unternommen wurden, und dass durch die stetige Zunahme der Geschwulst, oder durch nicht stillbare Metrorrhagien, der Tod in Bälde eingetreten wäre.

VI. Diagnose.

Die Diagnose der Fibrocysten des Uterus galt früher für so wenig möglich, dass selbst Wells in seinem ersten Band der Ovarienerkrankungen sich darüber noch ziemlich hoffnungslos äussert. Er ist der Meinung, dass man jetzt noch gezwungen sei, in solchen Fällen, in welchen der Ausgangspunkt des Tumors zweifelhaft ist, eine explorative Incision oder die Gastrotomie anzufangen, bevor der Operateur positiv über die Natur der Geschwulst, mit der er zu thun hat, sicher ist. Die fibrocystischen Tumoren glichen, wie er meint, den halbsoliden Ovarial-Tumoren so sehr, dass man, wo keine vorausgegangene Hæmorrhagie den Verdacht einer Uterin-Krankheit nahe legte, oder keine Gefässgeräusche vorhanden seien, in der Diagnose ganz unsicher sein müsste; ja selbst nach Ausführung der explorativen Incision, kennt Wells nichts als ein etwas dunkleres — weniger perlenähnlich blaues — Aussehen des Tumors, welches dem Operateur einen Wink geben dürfte. Vielleicht noch könnte der blutige Cysteninhalt zur Diagnose führen.

Ganz anders spricht sich, nicht lange nach ihm,

Kœberlé aus, der zuerst die Diagnose eines solchen fibrocystischen Tumors machte, freilich auch, nachdem er die Sache für schwieriger gehalten, und sich früher geirrt hatte. Er will sie erkennen an folgenden Erscheinungen:

1. An einer facies uterina, das heisst an dem mehr oder weniger injicirten Gesichte der an fibrösen Tumoren des Uterus leidenden Frauen.

2. An der ungleichmässigen Consistenz der Geschwulst.

3. An den Eigenschaften der bei der Punction ausgeflossenen Flüssigkeit. Dieselbe ist entweder serös, gelblich, oder lymphähnlich und coagulirend, aber nie zähe wie der Inhalt der Ovarialcysten. — Manchmal trifft der Troicart harte fibröse Massen, aus welchen blos einige Tropfen reines Blut ausfliessen.

4. An der mehr oder weniger harten Consistenz des Tumors nach der Punction.

5. An dem Zusammenhang der Geschwulst mit dem Uterus und an den anderen Symptomen der Uterusfibroïde.

Diese allgemeinen Regeln werden uns nicht vor Täuschung bewahren, und selbst wenn man in einem Falle, wo alle die Symptome vereinigt sind, eine richtige Diagnose macht, wird man vielleicht in einem anderen weniger prægnanten eine falsche Diagnose stellen. Das unstreitig wichtigste Symptom, die Beschaffenheit des flüssigen Inhalts, kann zudem nur gewonnen werden durch eine vorausgegangene Punction, von welcher es, wie wir es später sehen werden, fraglich erscheint, ob sie nicht, als mit bedeutenden Gefahren verbunden, vermieden werden müsste. Wir glauben desshalb nicht, dass wir durch Kœberlé's Bemerkungen, in Bezug auf Diagnose, wesentlich weiter kommen werden; das Studium der einzelnen Fälle wird uns in dieser Beziehung mehr nützen, als solche allgemeine Regeln.

Charakteristische, und desshalb wichtigere Momente für die Diagnose, hebt Péan hervor; er gibt folgende Anhaltspunkte an :

1. Ein eigenthümliches Härtegefühl, dem sehr ähnlich, welches einfache Fibrome darbieten.

2. Die fibrocystischen Tumoren haben häufig regelmässige Contouren, und nicht kleinere Hervorragungen, wie die multiloculären Ovarialcysten.

3. Die fibrocystischen Tumoren sind immer gefässreicher als die Ovarialcysten, und desshalb hört man bei ersteren, häufiger als bei letzteren, Gefässgeräusche.

Auch ist der Uterus fast immer hypertrophisch und seine Höhle verlängert. Was die Menstruation anbetrifft, so sei diese Function immer gestört, so lange der Tumor nicht dünngestielt ist. Die Punction, welche Péan, besonders wegen der Bildung von Adhæsionen, als gefährlich betrachtet, will er in zweifelhaften Fällen doch vornehmen. Eine dünnflüssige und besonders blutigseröse Flüssigkeit betrachtet er als ein Zeichen von fibrocystischen Geschwülsten. Eine explorative Incision will Péan blos bei absolut zweifelhaften Fällen, zum Beispiel, wenn ein maligner Tumor mit bei der differenziellen Diagnose in Betracht kommt, gemacht wissen. Uebrigens soll nicht blos einer von diesen

Puncten, sondern mehrere zusammen den Ausschlag für
die richtige Diagnose geben.

In seiner neuesten Arbeit [1]) kommt Spencer Wells
noch einmal auf die Diagnose der fibrocystischen Geschwülste zu sprechen; er sagt darin aber nichts
wesentlich Neues und scheint die Schwierigkeit der
Diagnose noch für gleich gross und diese für sehr unsicher zu halten. Wir glauben uns hingegen in der
Meinung berechtigt, dass je nach der Verschiedenheit
der Fälle auch die Schwierigkeiten, welche der Diagnose
entgegenstehen, sehr verschieden sind. Es gibt solche
Fälle, in welchen dieselbe leicht und mit absoluter
Sicherheit gemacht werden kann, es gibt andere, wo
sie vielleicht immer unsicher bleiben wird. Im Allgemeinen glauben wir, sind Geschwülste, die in breiter
Verbindung mit dem Uterus stehen, nicht allzu schwierig
zu beurtheilen; wohl aber diejenigen Geschwülste, die
gestielt demselben aufsitzen, und ihn in seiner Grösse
und Beweglichkeit mitunter kaum beeinflussen; aber
auch auf diese letzteren Geschwülste machen uns manche
Eigenschaften derselben aufmerksam, die wir in nach-
folgenden Zeilen näher berühren werden. Dass die
Diagnose dieser Geschwülste sehr wichtig ist, geht schon
daraus hervor, dass dieselben doch verhältnissmässig
häufiger vorkommen, als man früher glaubte. Man
muss desshalb, wenn die Diagnose in der That so unsicher ist, wie bisher behauptet wurde, bei jeder Ovariotomie sich auf das Entgegentreten einer solchen Geschwulst vorbereiten. Dann aber macht es vor Allem

---

[1]) Die Krankheiten der Eierstöcke. Leipzig 1874, pag. 147.

der ungünstige Ausgang, welchen die Punction dieser
Cysten ergibt, wünschenswerth, dass man ohne explorativen Einstich dieselben zu diagnosticiren lernt,
denn wir glauben, dass die Punction bei Fibrocysten
contraindicirt ist, und dass in dieser Richtung die Verhältnisse ganz anders liegen, als bei Ovarialcysten. Die
allgemeine Regel, die jetzt so viele Ovariotomisten geben,
vor jeder Gastrotomie, welche wegen einer Abdominal-
Geschwulst vorgenommen wird, zu punctiren, ist unseres
Erachtens nach gewiss unrichtig; so schwierig die Diagnose sein mag, so wird man in vielen Fällen auch ohne
Punction zur Klarheit kommen müssen.

Um einen Begriff von der Schwierigkeit der Diagnose zu geben, möchten wir erwähnen, dass wir in 33
Fällen wo die Gastrotomie wegen fibrocystischer Geschwülste des Uterus gemacht wurde, blos 2 Mal eine
ganz bestimmte klare Diagnose gestellt finden. Diese
beiden Fälle sind von Kœberlé und von Péan.

Weiter finden wir in der Literatur 3 Fälle, in
welchen die Diagnose unbestimmt gestellt wurde.
(Storer, Browne, Péan.)

Endlich wurde 18 Mal in der Diagnose geirrt und
wir finden die Diagnose auf:

Multiloculäre Cyste des Ovariums   6 Mal.

Ovarialcyste   5 »

Cyste des rechten Ovariums   1 »

Cyste des linken Ovariums   1 »

Cystosarcom des Ovariums   1 »

Fibröser Tumor des Uterus   3 »

Interstitieller Fibroïd   1 »

Sieben Mal war es uns unmöglich, in den Kranken-

geschichten eine vor der Operation gestellte Diagnose
zu finden.

Drei Fälle waren uns nicht zugänglich.

In anderen Fällen dagegen kann man die Diagnose
mit mehr oder weniger Leichtigkeit stellen; so sehen
wir in den 5 Krankengeschichten, welche wir in unserer
Arbeit mittheilen, dass 4 Mal die Diagnose von Prof.
Frankenhäuser gestellt wurde. Weiter finden wir Fälle
von Sims, Beatty, Atlee, wo die Diagnose nach Punction
ebenfalls richtig gemacht wurde.

Verwechselt wurden also vor Allem diese Geschwülste
mit Ovarial-Tumoren, weiter mit soliden Uterus-Myomen,
mit Cystosarcomen; mit Gravidität (1 Mal Fall III).
Unsere Fälle legten uns überdiess die Frage noch nahe,
ob es sich nicht im gegebenen Fall um eine Hydrometra
oder Hæmatometra in einer verdoppelten Gebärmutter,
ob es sich nicht um eine Hæmatom-Bildung handelte.

Im Allgemeinen, kann man sagen, ist auch bei
diesen Tumoren, wie bei fast allen Geschwülsten des
Uterus, die Diagnose am leichtesten zu stellen, wenn
die Tumoren klein sind, dann kann man, in den meisten
Fällen, die Verbindung mit dem Uterus durch bimanuelle
Untersuchung, oder durch eine Untersuchung vom Mastdarm aus, am besten unter Chloroform-Narcose, constatiren. Es handelt sich hier meist um die Entscheidung, ob
wir es mit einem soliden Myom oder mit einem cystischen Myom zu thun haben; seltener darum, ob eine
mit dem Uterus verwachsene Ovarialcyste vorliegt, aber
auch der letztere Fall kann vorkommen. Bei grösseren
Tumoren würde es sich hauptsächlich darum handeln,

ob die differentielle Diagnose zwischen ovariellen Cysten
und Colloïd-Geschwülsten, und gestielten Fibrocysten zu
machen sei.

Betrachten wir zunächst die Diagnose zwischen
Ovarial - Tumoren und Fibrocysten. Wir müssen hier
kleinere und grössere Tumoren auseinanderhalten. Die
kleineren Fibrocysten können verwechselt werden mit
Ovarialcysten:

1⁰ Wenn dieselben breit mit der hinteren und seit-
lichen Fläche des Uterus verwachsen sind.

2⁰ Ohne dass sie verwachsen sind, wenn sie im
Douglas'schen Raum ganz oder theilweise eingeklemmt
sind.

1⁰ Kleinere verwachsene Ovarial-Tumoren sind in
die Tiefe des Douglas'schen Raums gelagert, meist der
einen Seite mehr genähert, und erscheinen mitunter
recht hart, aber immer findet man in ihnen Stellen,
welche elastisch sind und über die Oberfläche höckrig
hervorragen. Gerade diese hervorragendsten elastischen
Stellen bilden Kreissegmente von, im Verhältniss zum ganzen Tumor, kleinerem Durchmesser. Eine Untersuchung
durch den Mastdarm ist besonders in diesen Fällen von
grösster Wichtigkeit, da sie bei multiloculären Geschwülsten uns die traubige Beschaffenheit derselben erkennen
lässt, bei uniloculären die Dünnwandigkeit des Tumors
und seine gleichmässige glatte Oberfläche. Die Uterus-
wände sind nicht hypertrophisch, öfter sogar verdünnt,
die Muttermundslippen stets unverändert, der Muttermund nicht klaffend; der Uterus kann verlängert sein,
ist es aber auch in anderen Fällen nicht. Sehr häufig

wird er dislocirt gegen die Schamfuge, nach der entgegengesetzten Seite, endlich über das Becken hinaufgeschoben. Wir haben letzthin einen Fall gesehen, wo der Muttermund kaum zu erreichen, ganz vorn über der Symphyse stand. Die Anamnese ergibt hier wenig Anhaltpunkte, im Beginn der ovarialen Erkrankung kommen sehr oft Menorrhagien vor, in späteren Stadien dagegen wird die Regel meist spärlich.

Vor allen Dingen leicht ist die Verwechslung in diesem Stadium zwischen Fibrocysten und D e r m o ï d-c y s t e n, die Dicke der Wand, das sehr langsame Wachsthum, die grosse Neigung, mit der Nachbarschaft zu verwachsen, das Fortbestehen der Conceptionsfähigkeit selbst bei partieller Entartung beider Ovarien macht hier die Diagnose besonders schwierig. Zu berücksichtigen ist vor Allem die geringe Elasticität des Tumors; Dermoïdcysten fühlen sich teigig an, weil, wenn sie klein sind, vorzüglich Fettmassen den Inhalt bilden; werden sie grösser, so combinirt sich mit der Neubildung fast immer eine colloïde Entartung, und die charakteristischen, unebenen Hervorragungen, welche sich dann auf der Oberfläche entwickeln, sind leicht vom Mastdarm her zu palpiren.

2. In manchen Fällen lagern sich Ovarial-Tumoren, ohne verwachsen zu sein, hauptsächlich in den Fällen, wo der Douglas'sche Raum sehr tief angelegt ist, in demselben, schieben bei ihrem weiteren Wachsthum den Uterus nicht nur nach vorn, sondern heben ihn auch in die Höhe und können ihn ganz aus dem Becken herausdrängen, so dass der Muttermund über der Schamfuge

steht. Die Geschwulst wächst dann theilweise über das Becken empor, und kann so zur Hälfte im kleinen Becken, zur Hälfte im Bauch liegen und durch den Becken-Eingang wie eingeschnürt erscheinen. Hauptsächlich uniloculäre Cysten bieten ein derartiges Bild. Der Uterus bewegt sich dann gleichzeitig mit der Geschwulst, erscheint ihr untrennbar verbunden, und ist scheinbar in ihre vordere Fläche eingefügt. Herrn Prof. Frankenhäuser gelang es in einem solchen zweifelhaften Fall die Diagnose durch Reposition während der Chloroform-Narcose vom Mastdarm aus zu machen, auch die Knieellenbogenlage wird dazu wohl zu verwerthen sein.

Solche Tumoren sind nebenbei überall elastisch, und sie verlängern den Uterus nur unbedeutend, (in einem solchen Fall fanden wir eine Uterus-Länge von 10 Centimeter). Sie kreuzen nach unserer Erfahrung den Uterus, indem sie den Fundus nach der entgegengesetzten Seite drängen, sich aber von der Ausgangsseite her nach der gegenüberliegenden Wand des kleinen Beckens herunterschieben. Man muss desshalb in solchen Fällen auch an Hydrometra in einem rudimentären Uterushorn denken.

Solche einfache eingeklemmte Cysten werden dann oft verhältnissmässig lang, ihr Durchmesser von der tiefsten Stelle des Douglas'schen Raums bis zur höchsten Höhe der Geschwulst, kann das Doppelte des queren Durchmessers betragen. Nach der Reposition werden dagegen die Durchmesser fast gleich. Solche einfache Cysten erscheinen auch von der Scheide aus weicher als bei der Untersuchung von den Bauchdecken.

Von den Fibrocysten unterscheiden sich demnach

die mit dem Uterus verwachsenen und die in den Douglas'schen Raum eingeklemmten Cysten (Ovariocele), vorzüglich durch folgende Punkte.

Die Fibrocysten sind h a r t an ihrer Basis, mit welcher sie in das Uterin-Gewebe übergehen, sie werden
f l u c t u i r e n d e r gegen ihre höchste Stelle hin, die
oft von einem scharfen Rand umgeben ist. Zeigt der
Tumor an der Basis Höcker, so sind dieselben besonders
hart; bei Ovarialcysten dagegen ist die Wand gleichmässig stark und finden sich Höcker an der Basis, so
sind einzelne derselben besonders weich und fluctuirend.
Die Wand der höchsten Höhe der Geschwulst verdünnt
sich bei Fibrocysten ganz ausserordentlich; bei Ovarialtumoren ist diese Verdünnung eine überall gleichmässige.

Neben Fibrocysten finden sich häufig noch Fibroïde
in der Wand des Uterus (Vergl. Fall IV), auch ist das
Uterin-Gewebe bei breit aufsitzenden Geschwülsten immer
hypertrophisch, die Muttermundslippen klaffen, die Gebärmutterhöhle ist dilatirt, verschoben und verzerrt.

Sitzt eine k l e i n e r e Fibrocyste dem Uterus gestielt
auf, in welchem Fall derselbe oft nicht in seiner Grösse
verändert ist, so wird man eine solche Geschwulst kaum
mit einem Ovarientumor verwechseln, denn solche kleinere
Geschwülste erscheinen sehr hart, der Stiel ist verhältnissmässig kurz, man kann den Ausgangspunkt der Geschwulst tasten, den Uterus hin und her schieben.
Hier kommt es dagegen leicht zu Verwechslungen mit
Uterus-Myomen. Uterin-Geräusch, welches nach der Erfahrung von Prof. Frankenhäuser bei Ovarial-Cysten
nicht vorkommt, wird bei Fibrocysten hin und wieder
gehört.

Die g r ö s s e r e n Fibrocysten, welche den grössten
Theil des Abdomens einnehmen, können vor allen Dingen
leicht mit einkammerigen Ovarialcysten, an deren Basis
sich mehrere kleinere Cysten finden, verwechselt werden,
wenn sie g e s t i e l t von der äussern Fläche der Gebärmutter abgehen. Wird die Gebärmutter nicht hypertrophisch, wie vielfache Fälle gezeigt haben, so kann der
Tumor ziemlich unabhängig von dem Uterus bewegt werden, meist sind wir nicht im Stande, bei grösseren Tumoren den Ausgangspunkt des Stieles zu tasten. Ueber-
diess kann derselbe so nahe der Insertion der Tube
seinen Ursprung nehmen, dass, auch wenn man ihn
tasten könnte, doch die Verwechslung nicht ausgeschlossen
bleiben würde. Alle solche grössere gestielte Tumoren
haben in der Nähe ihres Stieles sehr feste, solide, fibröse
Massen, die nirgends cystenartige elastische Hervorragungen zeigen, und die bei der Diagnose sehr berücksichtigt werden müssen. Die Wände der Geschwülste
gegen die Basis des Tumors sind sehr resistent, werden
immer dünner und dünner gegen die Höhe der Geschwulst, dort kann die Verdünnung (wie wir es bei der
anatomischen Besprechung gesehen haben) so hochgradig
werden, dass nur noch das Peritonæum die Bedeckung
der Cystenwand bildet, oft erscheint aber auch hier noch
an einer circulären Stelle die Wand ganz auffallend verdünnt. Radienartige, von der Basis gegen die Höhe
des Tumors hin verlaufende Verdickungen der Wand
geben der sonst ganz gleichmässigen Oberfläche, die
nirgends secundäre Cystenbildung zeigt, (wie das bei
Ovarial-Tumoren so häufig), eine ungleiche Resistenz.

Die Verwachsungen, welche grössere Fibrocysten immer zeigen, auch ohne dass Peritonitiden vorausgegangen sind, machen den Tumor sehr unbeweglich.

Endlich würde eine vorgenommene Punction, bei grösseren Tumoren, immer eine ganz von Ovarial-Tumoren verschiedene Flüssigkeit liefern, sie ist blutig-wässrig, nicht zäh, leimartig, und wie wir gesehen haben, in den meisten Fällen nicht Cholestearin enthaltend. Diese Flüssigkeit gerinnt manchmal bald, manchmal nicht, sie enthält fast nur Blutkörperchen als Formbestandtheil. Nach der Entleerung des Tumors fühlt man die harten fibrösen Massen, und eine schalenartige Vertiefung als die untere Hälfte der Cystenwand. Diese explorative Punction sollte übrigens nur mit einem Dieulafoy'schen Punctions-Apparat vorgenommen werden.

Grosse, aus interstitiellen Myomen hervorgegangene Fibrocysten bilden halb feste, halb fluctuirende Tumoren von oft kolossalem Umfang, welche mehr oder weniger regelmässig median gelagert sind, und gerade gegen den Sternum hinaufsteigen. In diesen Fällen ist der Uterus stets hypertrophisch, mit der Geschwulst so fest verbunden, dass dadurch die Diagnose sehr erleichtert wird. Man darf nur nicht die durch die Sonde nachgewiesene Verlängerung des Uterus einer Hypertrophie gleichsetzen; diese Hypertrophie spricht sich aus, einmal in der Zunahme seiner Länge-Durchmesser, in der Verdickung seines in der Aussenwand der Geschwulst gelagerten Körpers, in der Verdickung der Muttermundslippen, in dem weiten Klaffen des

Orificiums. Der Uterus ist hier dann immer extra median gestellt. Vor den klimakterischen Jahren ist die Menstruation stets vorhanden und oft ganz profus, nicht selten wird eine beträchtliche Schleim-Absonderung beobachtet.

Was die Tumoren selbst anbetrifft, so ist meist der Länge-Durchmesser bedeutend grösser, als der quere; harte Brücken sind zwischen undeutlich fluctuirende Stellen gelagert; an der Basis des Tumors ist die Fluctuation meistens undeutlich. Nur ausnahmsweise finden sich auf der Oberfläche kleine sekundäre Geschwülste. Der ganze Tumor erscheint meist nur wellig gebogen, nicht mit so mannigfachen Hervorragungen gesetzt, wie das bei multiloculären Ovarialcysten der Fall ist. Ragen kleinere Geschwülste an der Oberfläche hervor, so sind dieselben ganz solid, aber auch lappig, nicht dünnwandig wie bei Ovarial-Tumoren mit secundären Cysten. Adhæsionen sind bei diesen Tumoren durchaus nicht regelmässig vorhanden. Diese Tumoren dürften nie punctirt werden, oder auch höchstens mit den Saugpumpen-troicart. Ragen solche interstitielle Geschwülste in die Gebärmutterhöhle hinein, so kann es sich eigentlich nur um die Diagnose eines interstitiellen Fibroïds und einer Fibrocyste handeln. Ein Punkt könnte noch von Wichtigkeit sein; Fybrocysten können beim Reiben härter werden, und intermittirende Schmerzanfälle verursachen.

Fassen wir kurz zusammen, was für die Entscheidung von Ovarial-Tumoren mit Fybrocysten von Wichtigkeit erscheint, dann ist es:

1. Die gleichmässigere, glatte, oder nur wellenartige Oberfläche.

2. Die immer mehr zunehmende Verdünnung der Wand gegen die Geschwulsthöhe hin, und die dort nicht selten auftretende nabelartige Verdünnung; die aus interstitiellen Tumoren hervorgegangenen Fibrocysten zeigen eine ungewöhnliche Resistenz der Wand, die aber ebenfalls nicht gleichmässig ist.

3. Die von der Basis gegen die Höhe der Geschwulst hin verlaufenden rippenartigen Verdickungen.

4. Die soliden Verdickungen an der Basis des Tumors.

5. Das Ueberwiegen des längsten Wachsthums der Geschwülste über das in die Breite (die kleineren gestielten Fibrocysten erscheinen desshalb eiförmig, die interstitiellen säulenartig.)

6. Das frühzeitige Auftreten von Verwachsungen ohne gleichzeitig auftretende Peritonitis.

7. Die Eigenthümlichkeit des Cysten-Inhalts.

Endlich könnte in einzelnen Fällen die Sondirung von Werth werden; sie ist aber kein zuverlässiges Mittel; eine Verlängerung des Uterus gibt es sehr häufig bei Ovarial-Tumoren, sowohl bei solchen, in welchen die Geschwülste mit dem Uterus verwachsen sind, als bei solchen, die nur einfach eingeklemmt den Uterus in die Länge ziehen; dann kann die Sondirung auch noch täuschen, indem die Sonde an einem Vorsprung der Uterus-Wand aufgehalten wird und nicht bis zum Fundus vordringt, so dass man die Höhle für kürzer hält, als sie ist. Es gibt endlich öfter Fälle von gestielten Ge-

schwülsten, wo der Uterus nicht verlängert ist. Immer
ist derselbe verlängert und verdickt bei interstitiellen
Tumoren. Die Mitbewegung der Sonde mit dem Uterus
bietet ebenfalls auch keine zuverlässigen Anhaltspunkte.
Mit f e s t e n M y o m e n können Fibrocysten vorzüglich dann verwechselt werden, wenn Ascites neben
ihnen auftritt. Wenn man vom Scheidengewölbe aus
einen soliden, harten, unzweifelhaften, fibrösen Tumor
tastet, so kann die Fluctuation der Bauchöhle für
Fluctuation in einer sehr dünnen Cystenwand gehalten
werden, deren Basis der feste Tumor bildet. Im Allgemeinen dienen als Unterschiede, dass Tumoren viel
stärker das Abdomen, vorzüglich in der Mitte und über
den Nabel, vorwölben, als Ascites. Die bestehende Ty-
mpanitis in beiden Seiten kann uns Anhaltspunkte geben,
wenn auch nicht absolut sichere, wie vielfache Beispiele zeigen. Die Verlagerung der Kranken kann ebenfalls wichtige Veränderungen bringen, der Uterus ist
tiefer gestellt im Becken; die Punction endlich würde
die Frage entscheiden.

Dann geben weiter grössere Myome leicht durch
falche Fluctuationszeichen, wenn sie s e h r s a f t r e i c h
sind, Veranlassung zu Irrthümern. Die Unregelmässig-
keit der Gestalt des Tumors, die Unebenheit seiner
Oberfläche, das langsame Wachsthum, sprechen hier vor
Allem für einen soliden Tumor. In zweifelhaften Fällen,
bei dicken Bauchdecken, könnte man durch eine Mastdarm-Untersuchung oft volle Klarheit gewinnen; fast
immer bewegt sich bei soliden Geschwülsten, die zu
derartigen Verwechslungen Anlass geben könnten, der

Uterus vollständig mit. Kleinere Myome sind erfahrungsgemäss fast immer die härtesten, die auch leicht kalkig entarten; Myome, welche falsche Fluctuation darbieten, sitzen breit auf oder sind interstitielle Geschwülste.

Mit S a r c o m e n, welche sich interstitiell in der Uterin - Wand entwickelt haben, könnten Fibrocysten ebenfalls verwechselt werden. Prof. Frankenhäuser hat mehrfach solche Tumoren gesehen, die sich nach dem Douglas'schen Raum hin entwickelten, den Uterus gegen die Schamfuge drängten und sogar Urinretention machten. Der Muttermund klaffte in einem Falle ganz ähnlich wie bei der Entwicklung von myomatösen Geschwülsten in denselben. Der Tumor über dem Scheidengewölbe fluctuirte deutlich, vor Allem aber fühlte man die Fluctuation im Cervical - Kanal (ein wichtiger Punkt), welcher verdünnt war und von dem nur eine Schichte im Innern noch existirte; der Uterus war nicht vergrössert. Die rapide Entwicklung der Geschwülste und das rasche Verfallen der Kräfte würden hier Anhaltspunkte genug für die Diagnose geben. Punctirt man einen solchen Tumor, so fliesst eine weiche Masse aus, die massenhaft Sarcom-Zellen liefert.

Mit i n t r a u t e r i n e r S c h w a n g e r s c h a f t ist unter verschiedenen Umständen eine Verwechlung möglich, zumal, wenn die Geschwülste interstitiell sind und die Form des Uterus nicht verändert wird. Das Bestehen des Uterin-Geräusches, die Verdickung des Scheidentheils und die Gefässinjection desselben, das etwaige Auftreten von Milch in den Brüsten kann hier sehr leicht täuschen, und besonders leicht können Täuschungen vor-

kommen, wenn eine Complication mit Gravidität und
einem solchen Tumor stattfindet. Hier wird uns im
einzelnen Fall, vielleicht nur das Fortbestehen der Menstruation stutzig machen können. Nur in äusserst
seltenen Fällen wurde die Menstruation in den ersten
Monaten der Schwangerschaft gesehen, und nur wenn
bestimmte Anomalien vorwalten, zum Beispiel grosse
Erosionen am Muttermund, oder bei interstitiellen Fibroïden. Das Zuwarten wird in solchen Fällen das räth-
lichste sein. Bei Gravidität wächst der Tumor rasch
und das Ballotement des Fœtus wird zuerst den Ausschlag geben. Sicher ist es, und wir haben ganz letzthin einen solchen Fall gesehen, dass der schwangere
Uterus in einzelnen Fällen sehr deutlich fluctuiren kann,
was noch nicht allgemein bekannt ist, und auf diesen
Punkt möchten wir recht aufmerksam machen.

Auch in anderen Fällen kann der schwangere Uterus
mit cystösen Tumoren verwechselt werden; bei Retro-
flexionen oder bei sackartiger Ausbuchtung der hinteren
Wand (partielle Retroflexion) ist der Scheidentheil ganz
an die Schamfuge gedrängt, und der sehr verlängerte
Hals der Gebärmutter kann über der Symphyse von
aussen getastet und für den Uteruskörper gehalten
werden. Die Abwesenheit von harten Stellen, von
fluctuirenden Hervorragungen, die Zeichen der Gravidität,
sollten hier vor einer Verwechslung schützen. Dasselbe wäre vielleicht zu sagen für Fälle von incarcerirten
Anteflexionen des schwangeren Uterus, wo die Feststellung des ausgedehnten Gebärmutterkörpers in der

vorderen Hälfte des Beckens durch strangartige Adhæsionen bewirkt wird.

Mit einer extra-uterinen Schwangerschaft, vorzüglich wenn dieselbe im Douglas'schen Raum sich entwickelt, können ebenfalls Fibrocysten verwechselt werden. Das plötzliche Aufhören der Menstruation mitten im Wohlbefinden, das rasche Wachsthum des Tumors, die decidua Bildung im Uterus, das Auftreten von anderen Zeichen der Gravidität, werden Verdachtsgründe sein; vor Allem aber wird das Fehlen einer festen soliden Basis, die bei einer Mastdarm-Untersuchung genau zu tasten sein muss, die differentielle Diagnose sicher machen, und eine dann vorgenommene Punction wird Fruchtwasser liefern. Vielleicht könnte auch das Ballottement des kleinen Fœtus erkannt werden.

Mit Haematometra oder Hydrometra in einem Nebenhorn könnten Fibrocysten auch verwechselt werden; zwar wird eine Verwechslung zwischen Ovarialcysten und diesen Geschwülsten eher möglich sein, dennoch ist der Fall denkbar, dass eine differentielle Diagnose gemacht werden muss. Bei Hæmatometra wird das gestörte allgemeine Befinden, die Schmerzhaftigkeit des Tumors, die rasche Entwickelung, die Zunahme desselben in vierwöchentlichen Pausen und seines Auftretens in einer früheren Lebensperiode Anhaltspunkte geben. Bei Hydrometra dagegen können uns alle diese Momente im Stiche lassen; hier kann nur vielleicht das Tasten eines gut entwickelten unicornen Uterus neben dem Tumor, und das Fehlen von harten fibrösen Massen an

der Basis der fluctuirenden Cyste, bei einer sorgfältigen
Mastdarm-Untersuchung Aufschluss geben. Noch andere Geschwülste können bei der Diagnose in
Betracht kommen, z. B. Nierengeschwülste und Ecchi-
nococcen im Douglas'schen Raum. Cystöse Geschwülste,
die sich von dem Nierenbecken aus entwickeln, schieben
den Dickdarm vor sich her, der wie ein Strang sie über-
zieht; die Dämpfung ist eine seitlich gelegene, der
Uterus ist frei beweglich und nicht vergrössert, die obere
Begränzung der Geschwulst ergibt eine ungleich verlaufende Linie, die in der Mitte nicht kugelförmig ge-
wölbt ist. Eine Punction ergibt Harnbestandtheile,
Harnsäure, Phosphate; häufig gibt auch die Untersuchung des Urins aus der Harnblase Eiweiss, Blut-
gehalt; der Umfang der Geschwulst ist überdiess ver-
änderlich, in einigen Fällen wird sie manchmal kleiner
und manchmal grösser, je nachdem der Inhalt sich
durch den Ureter entleert; endlich gehen diese Geschwülste von der Gegend der falschen Rippen aus, und
rücken erst allmählig gegen das Becken vor. Ueber Ec-
chinococcen haben wir keine Erfahrung.

Mit Hydrops tubae können Fibrocysten nicht
leicht verwechselt werden. In einem Fall (Bertha
Hochstrasser, 27 Jahre alt, April 1874), welcher in der
hiesigen gynækologischen Klinik beobachtet wurde, fanden wir eine Cyste über dem linken Scheidengewölbe, die
man eher für eine kleine Ovarialcyste hätte halten können,
sie lag dem Uterus nicht so nahe an, und konnte isolirt
bewegt werden. Der Tumor war eigenthümlich gestaltet,
sein längster Durchmesser ging von hinten und unten

nach vorn und oben, dadurch fiel er auf; bei längerm
Druck auf denselben konnte man Flüssigkeit aus ihm
durch den Uterus entleeren, es war eine schleimige klare
Masse, der Tumor wurde kleiner, je öfter man auf denselben drückte, er zeigte nirgends eine intensivere
Härte. Als Patientin den Spital verliess, war der
Tumor fast verschwunden. Sind derartige Geschwülste
mit dem Uterus verwachsen, so wird man nicht selten
im Stande sein, einen Theil der geschlängelten und erweiterten Tuba zu fühlen, wie Professor Frankenhäuser
es in einem anderen Fall konnte (Franziska Villiger,
24 Jahre, Pyo Salpingitis mit Perforation, August 1872),
wo die Section die Untersuchung und die Diagnose
bestätigte.

Mit Haematomen der breiten Mutterbänder könnten fibrocystische Geschwülste endlich noch verwechselt
werden; dieselben können einseitig auftreten, kommen aber
häufiger beidseitig vor; sie bieten im Beginn deutliche
Fluctuation und werden später solid, sogar hart. Wir
haben dieselben mehrfach gesehen, und würden bei
der differentiellen Diagnose vorzüglich folgende Punkte
im Auge behalten.

Hæmatome der breiten Mutterbänder entstehen fast
immer während der Menstruation, vergrössern sich auch
nicht selten mit einem neuen Auftreten derselben; sie
verschieben den Uterus, wenn sie einseitig sind, auf der
entgegengesetzten Seite, sind mit demselben ganz eng
verbunden, reichen oft bis zum Beckenrand, heben das
Peritonæum vom Uterus ab, und gehen durch eine in
die Höhe gehobene Brücke desselben vor oder hinter

dem Uterus wieder in das entgegengesetzte Mutterband, so dass dann zwei Tumoren, eine links und eine rechts vom Uterus, die durch eine schmalere Stelle verbunden sind, gefühlt werden. Die Tumoren sind anfangs schmerzhaft, an sie schliesst sich nicht selten bei der Perforation eine 'acute Peritonitis an, die einen tödtlichen Ausgang verursachen kann. Sie umgreifen die Gebärmutter bald vorn, bald hinten, und erscheinen bei der Vaginal-Untersuchung als ante- oder retro-uterine Geschwülste, aber immer mehr oder weniger nach einer Seite gelagert. Der Uterus ist nicht vergrössert, die rasche Entstehung des Leidens, die Schmerzhaftigkeit, die anfangs bestehende Fluctuation, die später auftretende Härte, ihre Form, unterscheiden sie bei längerer Beobachtung von fibrocystischen Geschwülsten, obgleich die Verwechslung, besonders bei einseitigem Auftreten, sehr leicht sein könnte.

Parametritische Beckenexsudate können, wenn man die Entstehung, den fieberhaften Verlauf, die Schmerzhaftigkeit, das Sinken der Kräfte berücksichtigt, nicht wohl verwechselt werden.

So wird man also oft im Stande sein, die Diagnose zu sichern; es werden aber trotz gewissenhaftester Untersuchung immer noch Fälle vorkommen, wo dieselbe unmöglich ist. Spiegelberg macht darauf aufmerksam und sagt in seinem klinischen Vortrag (Volkmann's Sammlung Nr. 55), »dass es absolut undiagnosticirbare Unterleibs- und besonders Beckentumoren gibt, hat Ihnen die Kranke R. gezeigt, indem selbst auf dem

Secirtische der Ausgangspunkt ihrer Geschwulst nur schwer nachzuweisen war. «

Auch möchten wir am Ende dieser diagnostischen Erörterung den Satz citiren, welchen der berühmte B r i g h t, bei der Besprechung der Diagnose der Nieren-Tumoren aufstellt, und welchen Spencer Wells in seinem II. Band p. 161 wiedergibt.

Es ist vielleicht bei der grössten Sorgfalt und dem genauesten Wissen nicht möglich, Irrthümer ganz und gar zu vermeiden.

VII. Prognose und Therapie.

Wie wir es bereits gesehen haben, können die
Fibrocysten des Uterus Jahre lang bestehen, ohne die
geringsten Beschwerden zu verursachen. Erst wenn die
Geschwülste sehr rapid zunehmen, wird das Leben der
Patientinnen in Gefahr gebracht.

Quoad vitam ist desshalb die Prognose soger günstiger zu stellen als bei Ovarial-Tumoren. Wird aber
punctirt, so ist die Prognose wesentlich schlechter als
bei Ovarialcysten, denn es folgt viel häufiger L·ft-Ein-
tritt, viel leichter überhaupt Verjauchung der Geschwülste; es mag daran die oft bedeutende Dicke der Wand
mit Schuld sein, die ein Collabiren der Geschwulst nicht
zulässt, gewiss trägt aber die Schuld auch mit der sich
viel leichter zersetzende Inhalt.

Kommt es zu einer Gastrotomie, so ist die Sachlage jatzt
eine andere als früher. Bis vor Kurzem wurden die Fibrocysten von den meisten Operateuren als eine sehr unangenehme
Complication betrachtet, welche die schleunige Schlies-
sung der Abdominal-Wunde erforderte. Auch sind die
meisten Gastrotomien, welche bis jetzt bei Fibrocysten
des Uterus gemacht wurden, lethal verlaufen. Es ge-

hört aber zu den Eroberungen der neueren Zeit, bewiesen zu haben, dass solche Kranke, ebensowohl wie Kranke, welche mit Ovarialcysten afficirt sind, durch die Gastrotomie und die Exstirpation der Geschwülste gerettet werden können.

Verhältnissmässig günstig sind die Fälle, in welchen die Geschwülste mit einem mässig dicken Stiel dem Uterus aufsitzen; denselben kann man unterbinden und abschneiden wie bei Ovarial-Tumoren. Die bedeutenden Adhæsionen erschweren zwar fast immer die Operation, Blutungen aus dem Stiel scheinen aber trotz des festen Gewebes nicht vorzukommen. Auch breit aufsitzende Geschwülste sind aus dem Uterus enucleirt worden, ein Collaps einige Stunden nach der Operation ist dabei wiederholt beobachtet worden; leider ist in vielen Fällen nicht gesagt, wesshalb der Collaps erfolgte, ob wegen Blutungen oder anderen Ursachen. Oefters hatten die Kranken bei der Operation sehr viel Blut verloren.

Endlich sind neuerdings von Péan (bei Fibrocysten sowie bei einfachen Fibroïden), mit ausserordentlich gutem Erfolge, selbst Geschwülste operirt worden, die den ganzen Uterus mit einnahmen. Die Operationen wurden in der Weise gemacht, dass der Uterus in dem Cervical-Theil amputirt und Ovarien und Tuben weggenommen wurden. Eine vorausgehende Bedingung wird sein, dass der Cervix von Geschwülsten frei ist.

Die Prognose scheint bei solchen Ablationen der inneren Genitalien erst günstiger geworden zu sein, seitdem man die Ovarien mitnimmt. Früher sind mehrfach Kranke nachträglich an Blutungen, Hæmatocele zu Grunde gegangen, ein Fall von Kœberlé an einer Bauchhöhle-Schwangerschaft.

Wegen Fibrocysten wurden bis zum Jahre 1869 20 Gastrotomien vorgenommen; es glückten blos 6 theilweise oder vollständige Exstirpationen. Mehrfach wurde die Operation unterbrochen nach einfachem Einschnitt oder theilweiser Excision der Geschwulst. Vom Jahre 1869 an sind dagegen viel mehr günstige Erfolge erzielt worden. Unter 13 Gastrotomien kamen 7 Heilungen sicher vor; in einigen Fällen (Lee, Atlee) haben wir keine bestimmten Angaben gefunden.

Die Heilung erfolgte in einzelnen Fällen ebenso rasch wie bei Ovarial-Tumoren, in anderen nach ziemlich langer Zeit.

Nach diesen Erfahrungsn wird bei Fibrocysten des Uterus die operative Behandlung auch in Zukunft die richtigste bleiben. Die Prognose wird sich wahrscheinlich auch noch bessern, wie sie sich bei der Ovariotomie gebessert hat. Unseres Wissens nach aber berechtigen die Fibrocysten eher als die festen fibrösen Tumoren zur Exstirpation mit oder ohne gleichzeitiger Excision des ganzen Uterus und der Ovarien. Vielleicht machen nur die Fälle von solchen Geschwülsten eine Ausnahme, bei welchen sich Ascites entwickelt und die rasch zu Grunde gehen. Da man in einzelnen Fällen nie weiss, ob man nicht die gänzliche Ablation der inneren Genitalien vornehmen muss, da man ein geschlechtsloses Individuum durch die Operation erzeugt, so ist, zumal wenn es sich um junge Kranke handelt, der Inangriffnahme der Operation jedenfalls eine viel

ernsthaftere Ueberlegung vorauszuschicken, als bei der
Ovariotomie, bei welcher das Geschlechtsleben (wenn die
Exstirpation nicht doppelseitig ist) nach der Operation
in ungestörter Weise fortdauern kann.

Entschliesst man sich zu einer Operation, so sollte
entweder die Punction weggelassen werden, oder ist die
Punction zur Feststellung der Diagnose durchaus nöthig,
so sollte die Gastrotomie der Punction sofort folgen.

Ueberall wo die Geschwülste gestielt dem Uterus
aufsitzen, sollte blos die Ablation des Tumors vorgenommen werden; die Dicke des Stieles ist keine Contra-
Indication, wenn man nur an demselben eine gerade
Schnittfläche machen kann, so dass man Blutungen aus
demselben, entweder durch das Glüheisen oder durch
mehrfache Ligaturen sicher zu stillen im Stande ist.
Richtiger dagegen ist entschieden die Ablation des
Uterus für Fälle, in welchen der Tumor interstitiell
sich aus der Gebärmutter entwickelt. Eine förmliche
Enucleation ist nicht räthlich, weil fetzige Gewebsmassen in
der Bauchhöhle zurückbleiben, weil in einzelne Taschen
und Falten sich Gefässe zurückziehen, die übersehen
werden, und später Nachblutung erzeugen könnten.

Die Ablation gestielter Geschwülste macht man
ganz wie Ovariotomien, man durchsticht den Stiel
und unterbindet ihn in einzelnen Partien; es ist unserer
Ueberzeugung nach nich räthlich, in solchen Fällen die
Klemme anzuwenden, die Zerrung muss immer bedeutend
sein, und das Zurückbleiben des Stieles in der Bauchhöhle erzeugt keine Gefahr, wenn die Schnittfläche glatt
ist. Péan wendete gewöhnlich die Klemme an. Prof.

Frankenhäuser dagegen wendet sie nur noch an bei Ovariotomien, wo der Stiel lang ist, seitdem er in 2 Fällen, mehrere Wochen nach der Operation und zwar nachdem die Wunde per primam geheilt war, Tetanus eintreten sah. Müssen die ganzen inneren Genitalien mitgenommen werden, so werden die breiten Mutterbänder mit sammt den Ovarien durch je 2 Ligaturen abgeschnürt und dann abgeschnitten. Um den Halstheil des Uterus, welcher in die Bauchhöhle sieht, legt Péan fast regelmässig eine Klemme oder umschnürt denselben mit einem Silberdraht und befestigt ihn in den unteren Partien der Bauchwunde.

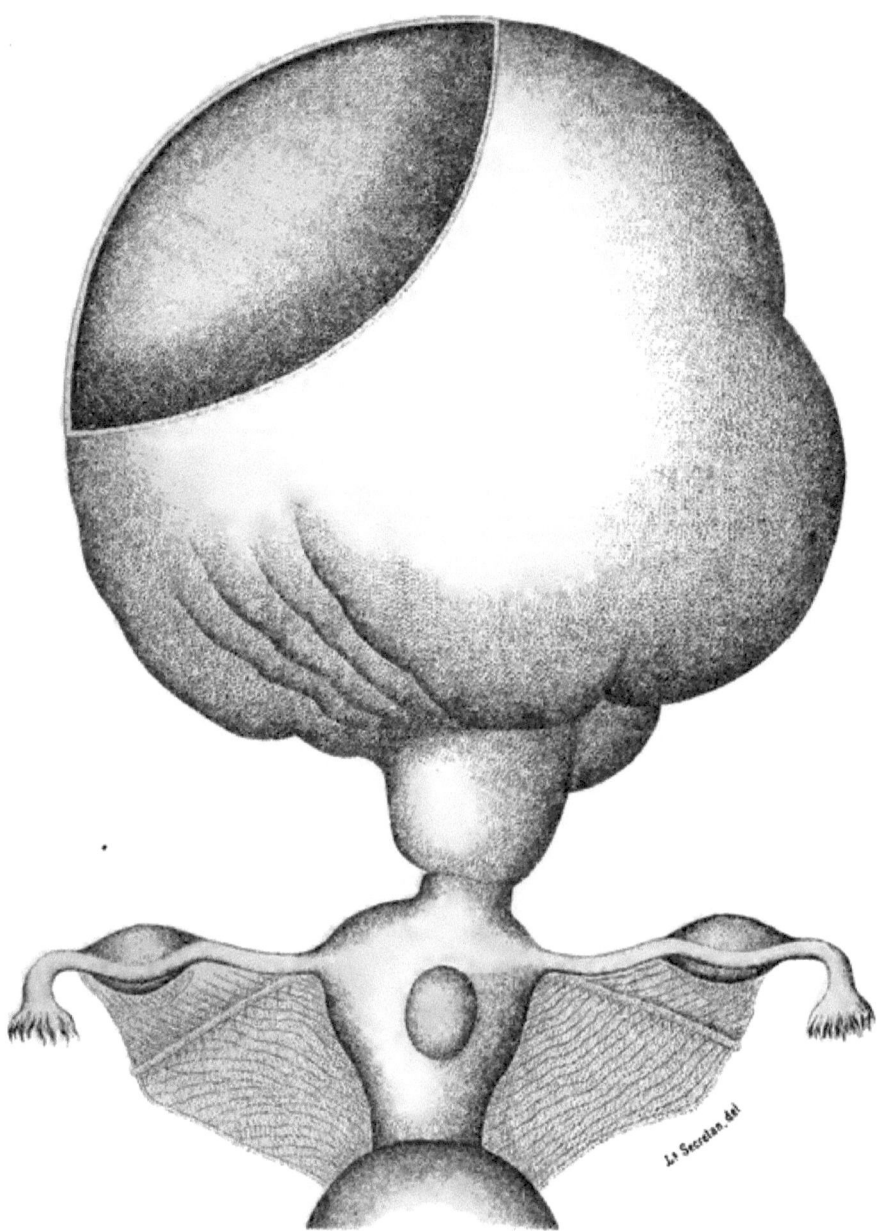